진리의 힘 **건강통찰**

양한수 지음

맑은샘

건강을 매니지먼트하라!

경영학 박사 김영수

건강을 매니지먼트 하는 것보다 더 중요한 경영은 없다. '건강을 잃으면 모든 것을 잃는다'고 하지 않는가. 맞는 말이다.

어느 통계를 보면 인간에게 걸리는 질병의 수가 12,420개, 가장 흔한 질병이 잇몸질환이라고 한다. 소위 치주염이다. 가장 치명적인 병은 사망률 100%인 광견병이다. 물을 보면 몹시 두려워해서 공수병이라고도 하는데 물을 마시지 못해 비쩍 마르고, 환청 환각에 시달리다 사망하는 질병이다. 그러면 우리가 건강을 위해 관리해야 할 질병은 무엇인가? 치명적이지만 잘 걸리지 않는 광견병이나 암과 같은 것이 아니다. 물론 암을 유발하는 요인들도 잘 가려서 생활해야겠지만 바로 가장 흔한 질병을 관리하는 것이 포인트이다.

안전관리 교육에서 빠지지 않는 것으로 '하인리히 법칙'이라는 것이 있다. 1:29:300이라고도 한다. 대형사고가 발생하기 전에 그와 관련된 수많은 경미한 사고와 징후들이 반드시 존재한다는 법칙이다. 1931년 하인리히(H.W. Heinrich)가 펴낸 '산업재해 예방'에 나오는 내용인데, 산업재해가 발생하여 중상자가 1명 나오면 그 전에 같은 원인으로 발생한 경상자가 29명, 같은 원인으로 부상을 당할 뻔한 부상자가 300명이 존재하더라는 통계에 근거하여 제시한 이론이다. 이를테면 바닥에 물이 있으면 미끄러져 넘어질 수 있고, 넘어진다고 다 다치는 것은 아니지만 되게 다치면 심한 부상이나 사망에 이를 수도 있다. 그러므로 우리가 관리해야 할 포인트는, 바닥에 물기를 제거하는 간단한 일이다. 마찬가지로 우리의 건강을 지키기 위해서 메니지먼트해야 할 대상은 가장 흔한 질병인 잇몸질환이다.

오늘날처럼 치과 치료가 발달하지 않은 고대에는 어떻게 잇몸질환을 예방하였는지 궁금해진다.

고대에는 유향수(樹)의 수지를 씹었다고 전해진다. 유향수의 수지를 씹으면 입안을 상쾌하게 하고 잇몸 질환도 예방하였다고 한다. 질환을 잘 다스리는 것도 중요하지만 아프기 전에 예방하는 것 또한 매니지먼트의 기본이다.

아무쪼록 잇몸질환을 예방하는 훌륭한 지침서가 나와 기쁘다. 잇몸질환을 잘 예방하여 건강하고 장수하기를 바란다.

책소개

인간 오복수위선^{五福壽爲先}이라고 한다.

인간은 건강하게 오래 살아야 한다는 말이다.

하지만 누구에게나 건강에 문제가 있다.

질병 때문이다.

질병의 근본 뿌리를 뽑아버리면 좋겠지만,

의학은 이익을 위한 치료와 약 개발에만 첨단이다.

본서는 질병의 근본 몇 가지를 해결하는 방법을 기술한다.

흔하지만 고통스러운 질병인 '치주염'을 확실하게 예방하고 해결하는 방법과 '먹는 물'이 깨끗하지 못하여 각종 질병의 초석이 된다는 충격적인 사실을 밝히고. 독성이 강한 치약이 입속에서 하는 일이 득(得)인지 실(失)인지를 통찰하고 문제 해결책을 제시한다. 그리고 약도 치료방법도 없는 감기의 감추어진 진실과 노벨 의학상 수상자의 감기 치료방법도 소개하고 있다.

모든 문제는 상업의 이기와 기만에서 발생하지만

이타주의 정신으로 해결책을 제시한다.

아직 이런 책은 세상에 없었다.

진리의 힘 건강통찰

첫째 건강의 적, 치주질환!

오만가지 질병 중 가장 흔하고 고통스러운 질병은 풍치라고 알려진 치주염이다.

치주염은 치석에 의한 세균성이다. 첨단 과학은 치석 제거를 위해 만든 것이 칫솔이지만 칫솔은 치석 제거에 역부족이다. 우리는 치석 제거를 위해 아침저녁 양치를 열심히 하지만 치석을 제거하지 못하고, 치석은 세균을 안전하게 보호하여 발병하는 것이 치주염(풍치)이다. 결론은 치석만 없으면 세균도 치주염도 없다. 문제는 치석이다.

우리는 치석 제거를 위해 스케일링을 권유받고 있다. 치석 제거는 스케일링이 유일하기 때문이다. 그럼에도 불구하고 치주염은 흔한 질병 순위 1위라고 한다. 치과병원도 많지만, 고통을 호소하는 환자들도 많다.

본서는 칫솔 양치와 스케일링을 대신하여 치석을 깨끗하게 제거, 치주염을 질병 역사에서 추방하는 양치법을 소개한다.

둘째 먹는 물에 경고를

세계 보건기구(WHO)에서는 질병의 80%가 적절하지 못한 물 때문이라고 발표했다. 사람이 먹는 물은 깨끗해야 하지만 우리가 먹는 물이 깨끗하지 못하여 문제가 많다는 사실을 아는 사람은 그리 많지 않다.

우리가 먹는 물, 눈으로는 깨끗하게 보이지만 수질 항목 45가지가 이물질이다. 그래서 먹는 물이 안전하지 못하다.

먹는 물에 미네랄(칼슘, 마그네슘)은 영양이 아니라 돌가루라는 사실 때문이다. 우리 몸에 돌(치석, 요석, 담석)들이 많은 이유다.

불교에서는 이를 '사리'라 하고 과학은 돌이라고 한다.

하지만 몸속 돌들은 각종 질병의 초석이라는 점에서 어느 학자는 몸속의 시끄러운 돌들, 침묵의 살인자라고도 한다.

우리 몸은 깨끗한 물을 원한다. 깨끗한 물을 전문용어로 순수라고 한다. 증류수를 순수라고 하지만 빗물도 증류수와 같은 수준의 순수다. 빗물이 순수라는 사실은 지구상의 모든 생물은 자연이 주는 순수(빗물)를 공급받고 있다는 사실은 개연성이 아닌 확실성으로 증명된다.

성경에서 인간 첫 조상이신 아담도 지하수가 아닌 순수(빗물)를 먹었을 것이고, 인간이 이상으로 바라는 땅 유토피아, 파라데이소스, 무릉도원에서도 먹는 물은 찌꺼기 있는 지하수가 아닌 깨끗한 순수라는 것은 자연의 법칙이다.

순수에는 미네랄과 기타 찌꺼기가 전혀 없는 물이다.

인간이 필요로 하는 질 좋은 미네랄은 물이 아니라 모든 식품에 충분히 들어 있다는 사실 하나만으로도 더 이상 묻지도 따질 이유도 없는 과학적 사실이지만, 현실은 이익만을 위한 상업이 물에 미네랄은 영양이 된다고 줄기차게 강조하여 인지 심리에 대못을 박은 것이 문제다.

건강을 위해 먹는 물!

인간이 건강을 위해 먹어야 하는 물은 세상에서 가장 깨끗한 물 순수만이 속(장)을 깨끗하게 청소하고 피를 맑게 하는 유일한 것이고 건강 비결이라는 사실을 과학으로 통찰한다.

셋째 약도 치료 방법도 없는 '감기'

감기는 약도 치료방법도 없지만, 인류를 무던히도 괴롭히는 것이 감기다. 세계 감기 퇴치 연구진은 오랜 연구를 하고서도 치료약을 개발하지 못하고 백기를 들고 항복을 선언했다. 감기 바이러스는 특이하여 해마다 다른 변종으로 나타나기 때문에 개발해 놓은 약은 다음해에는 무용지물이 되어 앞으로 감기약은 더 이상 나오지 못할 것이라고 한다.

하지만 노벨 의학상 수상자는 감기를 약이 아닌 물리적인 방법으로 임상 실험에 성공한 사실이 있다.

'비강고온 증기 치료법'이다. 이 방법은 아직 세상에 없다. 감기에 숨은 진실과 치료방법을 알아본다.

넷째 독성이 강한 치약의 '경피독'

치약은 독성이 강한 것으로 잘 알려져 있다. 독성이 강한 치약으로 우리는 아침저녁 하루에도 몇 번씩 어릴 때부터 죽는 그날까지 치약의 독성이 무엇인지도 모르면서 평생 입속에 넣고 기분 좋게 양치를 한다. 치약의 독성이 입속에서 무슨 일을 하고 있는지를 아는 사람은 그리 많지 않다.

입속 피부는 연약하다. 치약의 독성은 입속 약한 피부 속으로 파고 들어간다. 피부 속으로 파고 들어간 독성은 먼저 세포를 공격하고 혈관으로 들어가 피의 상승 흐름에 따라 머리 위로 올라간다. 시력, 이명은 물론 뇌 손상은 기억력과 치매의 원인이 될 수도 있고 피부 주름과 흰머리와 탈모에도 문제가 될 수 있다.

이것을 치약으로 인한 '경피독'이라고 한다.

어떻게 할 것인가?

또 있다. 석유정제 과정에서 열분해법이 개발되면서 발견된 것이 이소프로필알코올이다. 분자구조를 간단히 바꿀 수 있어 지금까지 수많은 합성 물질을 만들어 식품, 약품, 화장품, 세제, 각종 생활용품에까지 양과 늑대 두 얼굴의 탈을 쓰고 우리 곁에 가까이 아주 가까이 있다.

인류는 이때부터 고분자 화학 합성물질에 둘러싸여 건강과 생명을 위협받고 살아가고 있지만, 해결책은 없다.

식품 첨가물 개발자이면서 첨가물 반대 전도사인 아베 쓰가사 박사는 식품 첨가물은 인간이 만든 위대한 속임수라고 하면서 자신의 가족은 못 먹게 한다고 한다. 안 먹고 안 쓰면 해결되지만 그렇게 할 수 없는 것이 현실이다. 어떻게 할 것인가?

문제의 핵심은 상업이 과학과 결탁하여 만든 결과다. 호사다마好事多魔라고 할까? 새옹지마塞翁之馬라고 할까?

사회 경제구조에서 이익은 생존과 생활보호수단이지만 이익수단에는 이기와 기만의 속성이 숨어있는 것이 문제다.

혹여 이익만을 위한 상업의 덫에 걸린 것은 아닐까?

본서는 이기와 기만이 아닌 홍익 이타주의 정신으로 상기 문제들에 대한 확실한 해결책을 제시한다.

제 1 장

치주질환, 치주염

제 2 장

생명 에너지 '물'

제 3 장

감기, 감춰진 진실

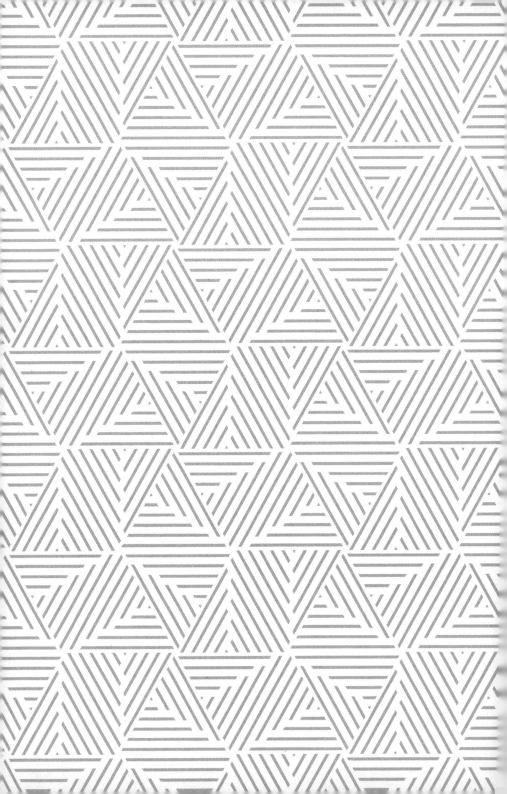

제 1 장

치주질환, 치주염

인간 존재의 의미

◆ 生생과 死사

인간은 태어나면서부터 생로병사에서 벗어나지 못하고 죽음을 향해 질주하다가 생을 마감한다.

본능적인 거부에도 불구하고 누구도 죽음을 피할 수 없다. 타력으로 태어나기는 했지만 죽고 싶지 않은 것이 본능이다.

본능이란 태어날 때부터 유전적으로 몸에 지니고 있는 변할 수 없는 성질을 말한다.

변할 수 없는 유전적 본능이면 죽지 말아야 하지만, 안타깝게도 본능은 무시되고 결국은 생을 마감하는 것이 인생이다. 맞기도 하고 틀린 말이기도 하다.

이율배반이라는 말이 여기에도 적용되지 않을까?

이런 이유로 인생은 철학자들의 단골 메뉴가 되었다.

철학이란 이도 저도 이율배반 같은 빈공 학문이기 때문이다. 애매모호하다는 말이다. 죽지 않겠다는 인간 본능은 부당한가? 아니면 합당한가?

대부분의 사람들은 당연하다고 하겠지만, 생화학을 연구하는 과학자들은 인간은 죽지 않도록 설계되었기 때문에 죽음은 잘못된 것이라는 연구결과를 가지고 역설한다.

하지만 죽음은 그들의 연구결과와는 다른 부인할 수 없는 현실이기 때문에 지금도 죽음에 의문의 반기를 들고 있다.

인간은 그 누구도 죽고 싶지 않은 것이 본능이기 때문이다.

생로병사는 현실이지만 그것을 극복하기 위하여 과학과 의학이 동원되고, 불로불사, 불로장생, 무병장수를 추구하는 것은 본능을 실현하기 위한 억지 희망이다.

진시왕은 죽기 싫어 불로초를 찾으려 다녔고, 젊음을 유지하겠다고 건장한 청년을 죽여서 그 피를 자신의 몸에 수혈한 희대의 비극도 있었고, 절세의 미모만 있을 뿐 나에게는 죽음 따위는 없다고 호언장담하던 클레오파트라도, 전쟁 영웅 맥아더 장군도 죽음의 전쟁터에서는 폐하여 늙고 병들어 죽었다.

본능을 뒤로 한 체…

이들 모두는 죽음 앞에 굴복했지만, 공통점은 죽지 않고 건강하고 행복하게 오래 살고 싶은 본능적 욕망 때문이다.

◆ **인간과 동물**

죽음을 거부하는 본능은 인간에게만 있고 동물에게는 없다.

인간의 죽음은 부자연스럽지만, 동물은 자연스럽다.

인간은 수명이 다하여 죽지 않고 병들어 죽고, 동물은 병들어 죽지 않고 수명이 다하여 죽거나 약육강식의 먹이 사슬로 종의 기원을 달리할 뿐이지 동물이 병들어 죽는 것은 전적으로 인간들이 만든 환경 때문이다.

동물의 수명은 정해져 있지만, 인간의 수명은 정해져 있지 않다는 것이 과학자들의 일치된 말이다.

인간은 위생에 유의하지 않으면 질병의 보호를 받지 못하지만, 동물은 위생관도 없지만, 환경을 의식하지 않아도 질병과도 무관하다.

동물은 질병으로 죽지 않고 수명이 다하여 죽는다는 말이다.

동물의 질병은 전적으로 인간들이 만든 환경 때문이다.

소, 돼지, 닭, 기타 모든 가축은 환경도 먹이도 위생과는 무관하고 새끼들이 빨아먹는 오물 묻은 젖꼭지도 질병과는 무관하다. 동물의 먹이도 위생과는 무관하다는 말이다.

동물은 병들어 죽지 않고, 수명이 다하여 죽거나 먹이사슬에 의해 종의 기원을 다할 뿐이다.

동물은 정신기능이 없어 죽음을 의식하거나 두려움도, 슬픔도, 고통도, 미래도, 의식하지 못하는 설계된 단순 생명이다.

반면 인간은 슬픔, 아픔, 고통, 즐거움과 하대, 공대. 존대의 예의도 알고, 속고 속이기도 하고, 비난과 비판도 하고, 반항과 폭력, 질투와 시기, 증오와 중상, 모함도 할 줄 알고, 근면, 성실, 공의, 질서는 정신에 산물이다.

정신에 의한 행동 행동에 의한 결과는 행, 불의 결과를 스스로 만

진리의 힘 건강통찰

든다. 정신의 사고는 행복을 지향하는 것이 인간이다.

동물과 인간의 차이다.

◆ 죄와 벌

인간은 죄 때문에 완전성이 결여되고 죄의 결과는 고통과 죽음이라고 한다. 인간의 죽음과 고통은 죄로 인한 벌이지만, 동물은 정신으로 지은 죄가 없어 죽음과 고통을 모른다.

인간의 행동은 사고(思考)에 의한 것이기 때문에 행동 결과에 책임이 따르고 그 책임의 결과에 따라 희로애락, 행복과 불행의 갈림이 결정된다.

동물은 설계된 본능에 의한 행동이기 때문에 행동 결과에 책임이 없어 희로애락, 행복과 불행의 갈림이 없다.

책임의 결과가 없는 동물은 행복과 불행을 모른다는 말이다.

행복과 불행은 인간에게만 있는 결과의 산물이다.

좋은 생각의 산물은 행복이지만 나쁜 생각은 불행이 따른다.

심은 대로 거둔다는 말과 인과응보가 그것이다.

인간은 교육과 훈련을 통해 더 나은 사고를 배우고 익힌다.

교육은 바람직한 인성을 갖추도록 가르치는 지식 이전이다.

교육은 예의, 예절, 선과 악의 표준을 정하여 행동의 지표로 삼고, 그것을 자유의지 능력으로 스스로 행사한다.

동물은 훈련만 있고, 훈련은 행동에 변화만 준다.

인간의 정신 사고에는 영원성이 있다.

죽지 않겠다는 영원성은 불로불사, 불멸이라는 종교가 있지만, 동물은 정신기능이 없어 종교가 없다.

인간은 제한된 식품 영역이 없지만, 동물은 식품 영역이 정해져 있어 이것저것 아무것이나 먹을 수 없다.

육식과 채식의 제한으로 본능에 의한 먹는 즐거움도 모른다.

동물은 인간에게 다스림을 받는 복종의 대상이다.

인간은 생물학적으로는 죽을 수 없도록 설계되었지만, 동물은 죽도록 설계되어 있다.

인체 세포는 짧게는 수개월 길게는 7년 주기로 새로운 세포로 대체 되도록 설계되었지만, 동물은 세포 대사가 없다는 것이 과학자들의 일치된 말이다.

죽음, 1982년 10월 4일 부산일보/과학화제(의학 인술 전문지) 등과 플로리다 대학교 레너드 헤이풀 교수 등 많은 논문과 강의에서 그 외 많은 과학 자료들이 이를 증명하고 있다.

현실은 생로병사에서 누구도 자유로운 사람은 없다.

생로병사를 극복하기 위해 과학과 의학이 존재하지만, 의학은 질병의 고통을 약간 덜어주기는 하지만 무병장수, 생로병사와는 아직도 무관하다.

하지만 인간의 본능은 건강하게 오래 사는 것이다.

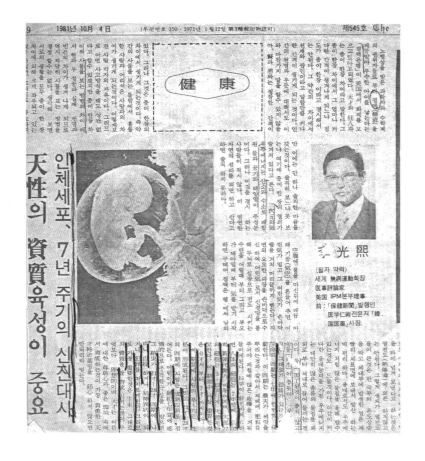

이것을 '인간오복수위선'이라고 한다. 건강과 더 나은 행복을 위해 본서는 희망을 제시한다.

참다운 건강 가능할까?

"사람은 왜 늙어 죽는가"

老化의 원인 규명 새 이론들 발표

"遺傳的으로 계획돼있다" 定說

「시간경과세포 無秩序」學說도

평균 수명은 길어져도 최고 수명은 로마시대와 같다. 老化에 대한 연구가 최근 美서 주목을 끌고 있다. 〈로이터〉

진리의 힘　건강통찰

인간의 특성

인간은 건강과 여유로운 생활을 바라는 원초적인 본능이 있기 때문에 밤낮으로 눈물겹도록 최선을 다하고 있다.

짧은 인생이지만 보다 다이나믹하고 행복한 인생을 누리려고 하지만 현실은 냉엄하다.

경제적인 것도 문제지만 건강이 더 큰 문제다.

생존은 생명을 유지하는 것이고 생활은 삶의 질을 높이기 위해 살아서 활동하는 것이다.

하지만 현실은 문화적 질적인 생활보다 생존을 위해 밤낮으로 더 많은 일을 해도 생활은 빠듯하다고 한다.

밤낮으로 여러 개의 일을 해도 생활이 나아지지 않는 워킹퓨어 현실이다. 삶의 질, 문화생활도 문제지만 더 큰 문제는 생존을 위한 무병장수 생로병사의 길은 더욱 험난하다.

누군가의 도움을 원하지만, 불완전의 같은 입장이라 도토리 키 재기다. 하지만 과학자들은 말한다.

인간의 잠재력은 매우 크다고 한다. 인간이 가진 각각 개개인의 잠재 능력이다. 각각 개개인의 잠재력을 활용하면 특별히 좋은 결과를 창출해 낼 수 있다고 그들은 말한다. 이유를 살펴보자.

인간 두뇌가 가진 신경세포는 약 150억 개 정도라고 한다.

1개의 세포기능이 트랜지스터 라디오 한 대의 기능이다.

인간과 같은 성능의 컴퓨터를 만들려면 150억 개의 전자세포가 필요하다. 그 크기는 38만 입방피트(약 31층 건물 4배)가 된다. 이 어마어마하게 큰 신경 세포에 의한 창의력은 우리가 상상을 초월할 것이다. 작은 인공지능이 바둑천재들을 제압한 것을 생각해 본다. 하지만 인간이 가진 두뇌를 평생 얼마나 사용할 수 있는가?

학자 '겔럽'은 인간은 평생 자기(개인) 두뇌 잠재력의 2~5%밖에 활용하지 못한다고 하고. '케이버'는 전(모든)인류의 5% 미만이라 하고 '씨쇼어'는 그래도 10% 정도라고 위안을 한다. 아인슈타인은 그래도 평생 자신의 두뇌를 활용하는 면에서 약 15% 정도라고 한다. 하지만 우리 일반인들은 아인슈타인의 절반 수준인 약 7% 정도라고 한다. 통계로 보면 인간이 가지고 있는 두뇌의 잠재량이 얼마나 큰 것인가를 짐작할 수 있다. 잠재 능력은 많지만, 창의력은 한계에 머무르고 있다.

하지만 '케이버'는 위안의 말도 한다.

인간의 창의력은 펌프와 같은 것이라고. 이 펌프를 잘 활용하면 무엇이 쏟아져 나올지 예측할 수가 없고 때에 따라서는 깜짝 놀랄 만한 것도 생산해 낼 수 있다고 한다.

꿀벌 중에 날라리라는 벌이 있는데 이 벌을 '별종 벌'이라 한다. 별종이라는 말은 예사의 것과 달리 이상하고 특별하고 별스러운 짓을

진리의 힘 건강통찰

하는, 전체로는 그 종류에 들면서 보통의 것과 조금 다른 것을 속되게 이르는 말이다.

별종은 누가 시키지도 강요받지도 않지만, 자신의 더 좋은 결과를 위해 알지 못하는 미지의 길에서 승리와 성취를 맛보기 위해 스스로의 길을 가는 것이 별종이다. 이런 별종은 가끔은 세상의 눈과 현실에서 사회 부적응자라고 인식되기도 하지만 대부분의 사람들은 일상의 변함없는 고정 관념에 서 한 방향으로 가고 있을 때, 별종이 투영되면 지루한 삶에서 일탈하여 자극적인 별난 생각을 가지게 된다.

남들이 가지 않는 길, 남들이 하지 않는 일을 하고 싶어 한다. 대부분 같은 방향으로 갈 때 일탈의 새로운 길에서 독특하고 짜릿한 충격의 맛볼 수 있기를 기대한다.

인간이 가진 두뇌 활용도를 높이면 인간의 염원인 건강과 행복, 생로병사의 한정된 틀에서 멀어질 수도 있을까?

정신없이 바쁘고 혼란스러운 현실에서 생각의 속도보다 생각의 깊이에 무게를 두고 싶다.

인간의 희망인 건강한 행복을 위해서!

인간 희망은 행복이다

희망은 음악 없이도 춤을 추게 하는 유일한 추임새다.

음악도 춤을 추게 하지만, 희망은 오늘과 내일 보다 원대한 행복을 기대하게 하는 것이기 때문에 정신과 감정에 느끼는 깊이는 음악의 일시적인 흥과는 차원이 다르다.

인간이 행동하는 주된 동기는 행복이다.

행복은 자신과 가족이고, 지금이고, 오늘이고, 내일의 희망이다.

오늘과 내일에도 행복하지 못하면 존재 이유도 가치도 없다.

인간의 희망은 행복이지만, 현실은 불행의 씨앗이 한발 앞서 뿌려지고 있다. 행복의 기본은 건강이고 건강하지 못하면 행복은 어디에도 찾을 길이 없다. 행복은 인간의 본능이기 때문에 행복에 대한 인간의 욕구는 눈물겹다.

노력하지만 부족한 것이 많다. 부족한 것을 채워야 하지만, 불완전의 한계로 채울 수 없는 것을 능력자에게 의탁하는 것이 종교다. 종교를 믿는 것도 결국은 자신의 행복을 희망하는 행위다. 자신의 행복을 뒤로하는 종교는 어디에도 없다. 행복은 살아있는 동안 지속해야 하지만 그것보다 우선하는 것이 지금이기 때문에 우리는 지금을 위해 애써 노력한다. 하지만 참다운 행복의 인지 조건은 오늘보다 내일이다.

비록 오늘 행복하지 못하지만, 내일 행복하기 위해 궂은 일. 힘든 일 마다치 않고 희망을 만들어간다.

행복은 인간에게 주어진 본능이기 때문이다. 그러나 현실은 그 누구에게도 참다운 행복은 요원하다. 그 희망을 이루기 위하여 때로는 이기가 투영되기도 하고 기만에 마비되기도 한다. 인간은 불완전하기 때문이다.

행복은 요람에서 무덤까지, 태어나면서 죽을 때까지, 몸과 정신에 연속적이고 지속적인 만족한 즐거움의 향연이다. 누구도 부인할 수 없는 인간 존재 이유다.

인간은 행복하지 못하면 존재가치도 이유도 없기 때문에 오늘과 내일 그리고 죽지 않고 영원한 행복을 위해 종교를 가진다. 종교란 자신의 모자람을 타력에 의해 채우려는 것이 종교다. 예를 들어 인간의 완전한 행복 가치 지수가 100%라고 하고 자신이 갖춘 능력은 70%면 부족한 것이 30%다.

채울 수 없는 부족한 30%를 자력이 아닌 타력에 의해 채우려는 행위가 능력자에 대한 의지와 믿음이 종교관이다.

즉 자식이 아버지에게 의지, 의탁, 성장하면서 부족한 것을 채워가듯이 종교도 인간 창조주에게 의지 의탁하는 것이 예의고 도덕이고 참 종교다.

종교도 타력과 자력의 종교도 있지만 예의 차원에서 고민해볼 일이다. 하지만 종교를 믿어도 현실은 불행이 한발 앞서고 있어 정로를 이탈하는 이기와 기만이 다반사다.

인생이란 쉬 이해되지 않는 면에서 철학자들의 단골 메뉴다.

복잡하게 얽히고설킨 인간사 때문이다.

행복이란 주제 하나에 사회학, 경제학, 심리학, 회계학에 이르기까지 광범위하고 복잡 난해한 이론들이 분분하다.

행복론은 고대나 현대나 철학자들의 단골 메뉴이기는 하지만 행복에 대한 이론이 분분하여 합의된 정의는 아직 어디에도 없다. 철학적인 행복론은 시작은 거창하지만, 결론에 이르면 이러저러하다고 꼬리를 내리는 용두사미 학문이기 때문이다. 분분한 철학적 사고를 살펴보면 쾌락과 고통의 양을 수치화한 '행복계산법'이라든가 경제학으로 본 '행복=소비÷욕망'이란 소비를 전제로 한 방정식도 있다. 그 외많은 학자들이 복잡한 행복 함수를 들고 나왔지만, 대중적 지지를 받지 못했다. 행복은 마음먹기에 달린 것이지 심리나, 경제학이나 수치로 나타낼 수 있는 것이 아니기 때문이다. 지금도 행복에 관한 책들이 수없이 쏟아져 나오지만, 책을 읽는 순간에도 행복에 대한 갈증만 커진다.

진리는 단순하고 복잡하지 않다. 행복은 '지속적으로 만족한 즐거움' 또는 정신과 육체의 향연이 아닐까?

우리는 그 향연을 위해 오늘도 종교를 믿든 무엇을 하든 애써 노력하고 있기 때문이다. 행복에 대한 필자의 생각이다.

우리는 즐거울 때 행복하다고 한다. 눈물겨운 노력에도 불구하고 참다운 행복은 쉬 잡힐 듯 아롱거리는 신기루 같은 존재일까?

현실은 불행이 행복을 압도하고 있다.

인간은 생각한 대로 행동하고 행동한 대로 결과를 거둔다. 행동은 생각의 결과로 나타나기 때문에 행복은 정신 사고와 직결되어 있어 생각에 따라 행동하고 행동의 결과로 행복과 불행이 갈라진다는 것을 안다면 사고(事故)에 보다 다이나믹한 엔진을 달면 행복이 더 해질 수 있을까?

우리는 그것을 위해 배우고 익히고 노력하지만, 문제는 인간에게만 숨어있는 이기와 기만이 숨 쉬고 있기 때문이다.

인간의 인지 심리는 사랑보다 이기와 기만이 늘 문제다.

인간의 행동 동기는 이익을 우선하고 그 이익 추구는 자신과 가족의 보호 본능과 연결되어 있기 때문에 이익추구는 이기심에 의한 인지심리를 좌, 우 편향되게 하고 편향된 심리가 행동으로 나타날 때 인간의 본연인 사랑과 진실을 망각하는 '인지부조화' 현상이 나타난다.

인지부조화는 태도(마음)와 행동 사이에 불일치가 생기고 불일치의 불편함을 해소하기 위해 그 둘을 하나로 편향 일치시키려고 하는 내적 갈등으로 이어지면 그 갈등에 편승한 것이 선택의 지각 현상이다.

소리가 식별되지 않는 시끄러운 소음 속에서도 자기에게 유리한 정보는 잘 들린다는 인지 지각 현상이다.

불편함을 스스로 정당화 또는 합리화시키려는 심리다.

태도에 행동을 맞추기보다 행동에 태도를 맞춘다고나 할까 그게 그것인 것 같지만, 이익에 이기와 기만이 투영되면 강력한 부조화 현상이 일어나고 그것이 지속되고 습관이 되면 마침내 인지 심리 마비 현상이 일어난다.

상업에 의한 자기 보호 본능은 인간 누구에게나 있는 본성이기는 하지만 이익추구에 나타나는 이기적 부조화는 행복을 앞서가는 불행의 씨앗이고 그 씨앗이 자랄수록 뿌리 깊은 편법인지 함정에서 벗어날 수 없게 된다.

우리의 현실이 아닌가를 생각해 본다.

이기와 기만의 심리현상도 불행의 함정일 수 있지만, 그것보다 더 큰 직접적인 원인은 질병이다. 질병은 오만가지라고 한다. 오만가지 질병 중에 제일 흔한 질병이 치주질환이고 치주질환에서도 제일 고통스러운 것이 치주염이다.

인간오복 수위선의 '가시' 치주질환을 통찰해 본다.

행복의 '가시' 치주질환

인간에게 정신과 육체 그리고 경제적 고통을 덤으로 주는 '가시' 같은 존재가 치주질환의 주범인 치주염이다.

치주염은 음식을 먹지 못하게 할 뿐만 아니라 고통과 건강, 생명까지 단축시키는 악성 질병이다. 치주염을 풍치라고도 하는데, 바람만 스쳐도 고통스럽다고 하여 붙여진 치주염의 다른 이름이다. 치주염은 치료하지 않고 방치하면, 발치나 의치 등등 갈 데까지 간다.

인간의 질병은 오만가지라고 한다.

치주염은 오만가지 질병 중의 하나이기는 하지만. 인류 질병 역사는 치주염과의 전쟁에서 완패를 하고 지금도 치주염의 고통에서 벗어나지 못한 환자들은 병원에서 줄을 서서 기다리는 것이 현실이다. 치주염은 고통도 고통이지만 더 큰 문제는 음식을 먹지 못하게 하여 건강에도 치명적이다.

치주염은 세균성 질병이다.

치주염은 단순한 세균성 질병이지만 첨단을 자랑하는 현대 의학에도 불구하고 건재를 과시하며 기승을 부리고 있다.

환자들이 고통을 호소하며 병원에서 줄을 서서 기다리는 것을 보면 첨단의학을 조롱하고 있다는 생각도 든다. 의학은 질병 퇴치를 위하여 피곤한 힘겨루기를 한다. 질병만 없으면 건강하게 행복할 수 있지만, 현실은 오만가지 질병 속에서 허우적거리고 있는 것이 현실이다.

치주염을 극복하기 위해서 우리는 아침저녁으로 칫솔로 양치를 열심히 한다.

양치는 구강 청결과 위생을 위한 것도 있지만, 더 큰 목적은 치주질환을 예방하기 위함이다. 우리의 고단한 노력에도 불구하고 치주질환은 나이를 더하면서 누구에게나 찾아가는 피곤한 불청객이다.

치주질환에서 가장 큰 부분이 치주염이고 치주염은 세균에 의한 질환이다. 세균은 잇몸에 고름을 만들어 치아를 썩게 하고, 발치, 의치뿐만 아니라 음식도 잘 먹지 못하게 하여 정신과 육체 그리고 경제적 고통과 수명까지 단축시키는 악성 질병이다.

치주염은 치아 관리를 잘해도 나이가 들면서 누구에게나 자연 발생적인 것처럼 슬며시 나타나기 때문에 치주염은 흔한 질병 순위 1위가 된 것이다.

◆ **무엇이 문제인가?**

치주질환 보다 더 흔한 것이 감기다.

감기는 약도 없고 치료방법도 없지만, 그냥 두어도 대부분 별 탈 없이 자연스럽게 잘 낫는다, 그래서 감기는 슬쩍 지나가는 질병 아닌 질병이다.

하지만 흔한 질병 치주염은 감기와는 근본적으로 다르다.

치주염은 약도 있고. 치료방법도 기술도 장비도 첨단이지만 소홀하거나 방치하면 어김없이 불청객으로 찾아든다.

구강염을 치료하는 방법은 많지만, 치주염의 근본 뿌리를 뽑는 방법은 아직 어디에도 없다. 치주염은 의료 수익에도 일익을 하는 셈이다.

병 주고 약 주고, 이것이 현실이다.

의학의 아버지라 불리는 히포크라데스 선서에서 의사는 생명이 우선이다. 하지만 현실은 이익이 우선이다. 누구도 변명할 수 없는 오늘날 현실이다.

첨단 과학이 동원된 칫솔이 치주염을 예방하려고 발명되었지만, 능력 부족이다. 치주염은 세균성 질병이다. 치아에 세균만 없으면 치주염은 없다. 치아에 세균을 제거하는 방법은 간단하다. 칫솔로 양치를 하거나 구강 소독제로 입을 헹구기만 해도 세균은 없어진다. 세균은 생물의 특성상 흐르는 물에도 잘 씻겨 내려가기 때문에 물로 입을 잘 헹구기만 해도 세균은 없다. 이런 이유로 보면 문제는 간단한 것 같지만 아니다. 아침저녁 양치를 열심히 해도 불소로 가글을 해도 세균은 없어지지 않고 건재하여 치주염으로 기승을 부린다.

문제는 치석이다.

치석이 칫솔로부터 세균을 안전하게 보호하기 때문이다. 칫솔은 치석을 제거하지 못하고, 세균은 치석에서 안전하게 보호를 받으면서 문제의 치주염을 발병시킨다. 이를 위해 정기적인 스케일링을 권고받고 있다. 치석 제거는 스케일링이 칫솔을 대신하고 있다.

간단한 치석 제거방법이 아쉽다.

'지피지기', 치석을 분석하다

칫솔이 나온 지 불과 몇십 년, 칫솔은 치석을 제거하지도 못하지만, 지금은 세계인의 양치 문화가 되었다. 여기에는 간편함, 편리함, 기능적인 면에서 첨단 과학이 동원된 기술이기도 하지만, 부족한 것이 있다.

이익을 위한 상업이 그 중심에 있기 때문이다.

칫솔 양치의 목적은 구강 위생과 치주질환 예방이지만 염증 질환인 치주염에는 속수무책이다. 양치를 아무리 열심히 해도 나이를 더(添)하면서 치주염은 누구에게나 알게 모르게 슬며시 스며든다.

칫솔은 세균과 한판 대결을 하고 있지만 언제나 완패다. 우리는 이런 사실을 알고도 칫솔로 양치를 열심히 한다. 근본적으로 규칙을 잘 지키는 망본 때문일까?.

칫솔은 치석과 세균 제거를 위해 만들었지만, 음식 찌꺼기와 치태만 잘 제거하고 중요한 치석과는 무관하다.

치태 속에 눌어붙어있는 치석과 세균은 제거하지 못한다. 세균은 칫솔이 제거하지 못한 치석에서 안전하게 보호를 받으며 생활하고 있다. 치석의 보호를 받고 있는 세균이 치주염의 주범이지만 그 주범을 안전하게 보호해주는 치석이 더 큰 문제다.

치석의 원인과 과정

◆ 치석의 원인

치아에는 '법랑질'이라는 치아 보호막인 에나멜이 있다.

에나멜은 치아를 외부 공격으로부터 방어 역할을 한다. 에나멜이 없으면 치아는 산(酸)에게 공격을 받는다. 외부 공격도 문제지만 더 큰 문제는 에나멜에 손상된 자리에 치석이 생긴다는 것이다.

치석의 씨앗인 칼슘, 마그네슘은 치아(뼈)와 동질 원소이기 때문이다. 치석 씨앗이 에나멜이 손상된 자리에 심어지면 치석은 생물같이 자라게 되고. 치석은 세균의 온상이 된다. 치석에서 칫솔양치로부터 안전하게 보호된 세균은 더 많은 세균을 증식하여 치주염을 발병시키면 고통을 인내하는 한계가 온다.

에나멜 손상의 원인은 무엇일까?

양치를 하지 않는 동물들은 에나멜 손상이 없다. 동물의 치아 에나멜은 수명이 다할 때까지 살아있어 치석도 치주염도 없다. 치석은 양치하는 인간에게만 있다.

문제는 칫솔 양치다.

우리는 어릴 때부터 수명이 다할 때까지 양치를 한다. 끝이 예리한 칫솔모와 사포 같은 치약의 연마제가 아침저녁 하루에도 몇 번씩 수십 년을 반복하면서 에나멜에 해를 주고 손상을 입히기 때문이다.

◆ **치석 생성 과정**

치석은 치아 에나멜이 손상된 자리에 생긴다. 치석은 칼슘, 마그네슘 등이 주된 물질이다. 칼슘, 마그네슘은 치아(뼈)와 동질 원소다.

동질 원소는 서로 당기는 힘으로 합성이 잘 된다. 합성된 동질 원소는 아교같이 단단하게 고착된다. 거기에 또 다른 치석 씨인 칼슘, 마그네슘 원소가 지나다 서로 당기는 힘에 의하여 또 붙고 붙으면 치석은 생물같이 자라고 커진다.

자라는 치석은 누렇게 보기도 흉하지만, 질병으로 이어진다.

치아 주위에 보기 흉한 치석들이 치주염의 주범이다.

치석의 씨 칼슘, 마그네슘은 어떻게 입으로 들어오는가?

먹는 물 때문이다. 먹는 물에 미네랄이 치석의 씨앗이다. 먹는 물에 주된 미네랄은 칼슘, 마그네슘이고 이들은 치아와 동질 원소이기 때문에 치아에 합성이 잘 된다. 먹는 물에 칼슘은 땅속에 존재하던 무기성 돌가루다.

땅속에 존재하는 칼슘, 마그네슘은 피복이 없는 홀랑 벗은 알갱이 원소이기 때문에 치아 에나멜이 손상된 곳을 지나가면 동질 원소의 당기는 힘에 에나멜이 벗겨진 치아에 합성해서 달라붙게 된다.

물론 음식물에 있는 유기 미네랄도 동질 원소이기는 하지만 식물이 미네랄에 옷(피복, 에나멜)을 입혀 놓았기 때문에 당겨지는 힘은 있어도 달라붙지 못하고 통과한다.

창조주께서 인간이 무기와 유기원소를 효율적으로 사용할 수 있도록 절묘하게 설계한 것으로 보인다.

땅속 미네랄인 칼슘, 마그네슘은 각종 공업, 산업에 쓰이고,

식품에 미네랄인 칼슘, 마그네슘은 인체에 유용하게 쓰인다.

물에 미네랄은 피복 없는 알갱이 미네랄이고 식품에 미네랄은 피복(캡슐)이 있어 인체의 필요한 곳에 다다르면 입고 있던 피복(캡슐)이 벗겨져 필요하게 사용될 것이라는 논리다.

치석은 칫솔 양치가 범랑질을 훼손한 자리에 생긴다.

결론은 칫솔 양치가 치아 범랑질을 훼손하여 만든 것이 치석이고 치석으로 인하여 발병하는 것이 치주염이다.

과학은 알게 모르게 자연을 훼손(치아 에나멜 포함)하여 재앙을 자

초하는 것이 하나둘이 아니다.

이익을 우선하는 상업 때문이다. 상업은 과학과 결탁하여 과학의 이름으로 양치문화, 칫솔, 치약, 각종 치구들을 만들어 엄청난 이익을 챙기고, 의료 수입도 여기에 속한다.

결국 칫솔 양치도 과학이 만든 인재(人災)다.

양치 문화가 치석에 한몫을 하고 있기 때문이다.

정리하면 오랜 기간 칫솔 양치로 치아 에나멜이 손상되고, 손상된 자리에 먹는 물에 있던 피복 없는 알갱이 원소인 칼슘, 마그네슘이 에나멜이 손상된 치아에 동질 원소의 특징인 서로 당기는 힘으로 합성되고 합성된 씨앗이 하나둘 모여 생물같이 자라고 자라는 치석 공간에 세균이 생활, 먹고 배설하고 증식하면서 만들어 내는 것이 악취 나는 고름 덩어리가 치아를 썩게 하는 치주염이다.

과학의 이름으로 만든 호사다마 인재(人災)다.

과학은 자연을 모방은 하지만 자연을 능가하지 못한다.

인간 과학이 만든 인재를 자연과학으로 해결한다.

자연은 어제나 첨단 과학을 앞서기 때문이다. 그리고 부작용도 없다.

◆ 무기 칼슘의 실체

먹는 물에 미네랄은 땅속에 천연으로 존재하던 무기 원소로서 칼슘, 마그네슘이 대표적이다.

땅에 있는 무기 칼슘은 석회석이 분해되어 물에서 용출되는 것이 탄산칼슘(돌가루)이다. 탄산칼슘은 공업용, 산업용에 많이 쓰여서 공장에서도 생산을 한다.

석회석을 약 1,000도 이상에서 약 10시간 정도 소성시킨 후 물을 뿌리면 분해되어 가루가 되는데 이 가루가 소석회, 생석회다. 농사용 산업용 또는 시멘트 원료 등 다용도로 사용된다. 소석회를 유기산(스테아린)에 중화시키면 백색 가루가 만들어지는데 이것이 탄산칼슘이다. 물에서 용출되는 것과 동일한 돌가루다.

탄산칼슘은 식품, 제약, 제지, 도료 등 산업과 공업에도 광범위하게 사용된다. 탄산칼슘은 우리가 먹는 물에도 미네랄이라는 이름으로 녹아있고 우리는 이것을 영양이 된다고 믿고 먹는다. 물속 미네랄은 영양이 아닌 돌가루라는 사실이다. 먹는 물이 안전하지 못하다는 이유다.

물에 있는 칼슘은 눈으로 볼 수도 만질 수 있지만, 식품에 있는 미네랄은 현미경이 아니면 볼 수도 만질 수도 없다.

물에 있는 칼슘은 성질이 돌같이 딱딱하여 딱딱할 경(硬) 자를, 영어로는 Hardness라고 하여 경도의 총칭으로 부른다.

칼슘, 마그네슘이 많은 물을 경수라 하고 10ppm 이하면 연수라 한다. 땅이나 물에 존재하는 칼슘은 무기 미네랄이고 식물이나 식품에 칼슘은 유기 미네랄이다.

학계에서는 이것을 독립 영양과 종속영양으로 구분한다.

독립 영양은 식물이 땅속 무기 미네랄을 취하여 영양(에너지)으로 활성화 시킨 것을 독립 영양이라 하고, 종속 영양은 동물은 땅속의 무기 미네랄을 취하여도 영양으로 만들 수 있는 능력이 없어 식물이 만든 미네랄을 영양으로 사용할 수 있도록 설계된 것이 식물에 의한 종속 영양이다.

—파스텔-백과사전, 두산-백과사전(식물의 독립영양)

치석으로 다시 돌아가자.

무기 칼슘은 주로 먹는 물을 통해 몸으로 들어온다.

물에 칼슘은 에나멜이 손상된 치아에 동질 원소의 특성인 끌어당기는 힘으로 치아에 합성된다. 치석 씨앗이 치아에 합성되어 심어지면 치석은 생물같이 자라고 치석 공간에 세균이 집을 짓고 생활하면서 악취와 염증을 일으킨다.

무기 칼슘은 치석뿐만 아니고 몸속의 각종 돌도 만든다. 치석, 담석, 요석, 각종 결석들이 무기칼슘의 결정체들이다.

우리 몸 구석구석 각종 시끄러운 돌들이 많은 이유다. 여기에 치약이 한 몫을 거든다. 치약의 연마제는 돌가루이기 때문이다. 치석은 의치나 에나멜에는 달라붙지 못한다. 치석은 에나멜이 손상된 인간에게만 있다. 오랜 양치 문화가 만든 인재(人災)를 우려한다.

진리의 힘 건강통찰

양치와 치석의 관계

양치는 인간이 만든 오랜 문화다.

문화란 한 사회 구성원의 발견 발명이나 발상의 전환으로 만들어낸 기술, 예술, 규범 또는 생활양식의 형태가 인간에게 유용하게 작용하는 면에서 오랜 기간 검증 지속하는 것을 문화라고 한다.

문화에는 생활문화, 사회문화, 지역문화 등이 있고 이 문화들 안에 예술, 기술, 언어 기타 부분으로 구분된다.

문화는 '오랜 기간 검증'이라는 수식어가 동반된다.

동물은 양치를 하지 않지만, 인간은 오랜 양치문화가 있다.

양치를 하지 않는 동물은 치석이 없지만, 양치문화가 있는 인간에게는 치석이 문제다.

인간은 양치문화를 통해 치아 위생과 치석 제거를 위해 많은 노력을 하여, 잠시 인간적 품위를 더하는 문화 가치를 누리지만. 오히려 질병으로 연결되는 치석은 인간 가치 문화를 훼손하는 역할을 한다. 양치 문화가 인간의 가치 영역에 돌을 던진 격이다.

양치 문화가 치석의 원인이라고 하면, 역설이라고 해야 하나, 아이러니라고 해야 하나 어처구니가 없다고 해야 할지 모르겠다.

아무튼 양치 문화가 인류 질병 역사를 들먹일 만큼 중요한 위치에 자리하고 있기에 관심이 더 많다.

인류는 구강위생을 위해 애쓴 흔적은 오래전부터 눈물겹다.

고대 이집트에서부터 현대에 이르기까지 양치는 인간 역사와 맥을 같이할 만큼 오래다. 양치는 인간만이 하는 문화로 자리하고, 인간에게만 적용되는 인격과 품위유지를 위한 개념이기는 하지만 본질은 위생보다 질병을 억제하는 것이다.

과거 양치는 풀뿌리나 나뭇가지를 사용한 기록도 있고, 양치 문화가 발달하면서 치분이라는 것을 만들어 사용하기도 하고, 치아 미백을 위해 소변을 사용했다는 기록도 있다.

한국에서는 50년대까지만 해도 소금이나 풀을 태운 잿가루를 손가락으로 문질러 양치를 했다. 그러다가 6·25 전쟁 당시 미국에서 건너온 콜게이트 치약이 들어오면서 튜브형 치약이 나오기 시작, 지금의 치약으로 발전 전폭적인 국민의 사랑을 받고 있다. 불과 멀지 않은 몇십 년 전 일이다.

양치의 일반은 치아 위생이지만 주된 목적은 치석이다. 치석이 구강 질병을 주도하고 있기 때문이다. 치석은 칫솔로부터 세균을 안전하게 보호하고, 세균은 치석의 보호 아래 치아에 염증을 발병시킨다.

구강질환에는 치석이 제일 큰 문제이다. 치석만 없으면 세균이 없고, 세균이 없으면 염증 질환이 없어서 치아 건강은 보장되지만 문제는 치석이다.

인류 역사는 치석 제거를 위해 노력한 흔적이 눈물겹지만, 현대 의학은 아직도 치석의 뿌리를 뽑지 못하고 있다.

치석 제거는 스케일링이 유일하다.

치과협회의 권고에 따라 6개월이나 일 년에 한 번씩 하는 것이기는 하지만 치석은 스케일링이 끝나는 순간부터 새로운 치석이 진행, 다음 스케일링까지 세균의 공격을 받는다. 그러므로 치석은 매일 제거를 해야 한다.

스케일링은 딱딱한 기구를 사용하기 때문에 치석을 제거한 자리가 거칠어져서 치석이 더 쉽게 생성될 수 있다.

이런저런 이유로 우리는 나이를 더하면서 치아 염증 질환은 누구나 자유롭지 못한 것이 현실이다. 치아 관리를 아무리 잘해도 치주염은 언제나 진행형이라는 점에서 흔한 질병 순위 1위가 된 셈이다.

치아 관리를 잘하기 위해 하는 스케일링도 썩 즐거운 것만은 아니기에 스케일링을 미루거나 포기해서 문제가 커지면 그때 병원을 찾는 경우가 다반사다.

오늘은 내일을 위한 준비과정이기에 계획 실천이 요구된다.

문제의 치석을 해결하다

문제가 있으면 답도 있는 것이 세상 이치다. 지금까지 치석의 원인과 성질 그리고 생성과정을 분석하고 치석이 인류 역사를 들먹일 만큼 구강질병의 큰 걸림돌이 된다는 것도 알았다. 그리고 치석을 깨끗하게 제거하는 방법도 찾았다.

자연과학에서 답을 얻었다.

과학은 자연을 앞서거나 능가하는 법은 어디에도 없다. 알고 보면 쉽고 모르면 어려운 것이 세상 이치다. 발상의 전환이 역사를 만들고 인생을 바꾸기도 한다.

발상의 전환, 청소 이론이다.

청소는 원하는 곳을 쓸고 닦으면 깨끗해진다. 청소 도구는 빗자루와 걸레가 전부이고 때에 따라 약품도 약간 필요할 수 있다. 빗자루는 쓸어내는 기능이 전부다.

하지만 바닥에 묻은 때는 절대로 쓸어내지 못한다.

빗자루의 한계다.

걸레는 빗자루와 기능이 다르다. 걸레는 오물을 쓸어내기도 하지만 바닥에 묻은 묵은 때 찌든 때도 문지르고 닦으면 깨끗하게 지워진다. 계속 문지르면 광택도 낼 수 있다. 약품 보조를 받으면 더 큰 능력도 기대할 수 있다.

걸레는 빗자루보다 청소기능이 확실히 다르다. 걸레는 바닥에 손상을 주지도 않고, 문지를수록 바닥을 보호하고 반짝반짝 광택을 낼 수도 있다.

빗자루와 걸레의 청소 이론이다.

청소 이론을 칫솔 양치에 대입시켰다.

칫솔은 빗자루 기능에 해당된다. 모양과 기능이 딱 빗자루다. 칫솔은 음식물 찌꺼기와 치태는 깨끗하게 청소한다.

하지만 치아에 단단하게 붙어있는 치석은 제거하지 못한다.

칫솔질을 수없이 반복해도 치석을 제거하지 못한다. 칫솔모 끝을 날카롭게 하고, 치약의 연마제가 보조수단으로 동원되어도 치석을 제거하지 못한다. 날카로운 칫솔모와 치약의 연마제는 오히려 치아 보호 기능인 법랑질 손상과 '경피독'의 주역이 되기도 한다.

법랑질(에나멜)은 치석과 외부 유해성으로부터 치아를 보호하는 기능이고, '경피독'은 치약의 독성이 입속 약한 피부를 파고 들어가 혈액을 타고 머리로 올라가 시력, 청력, 기억력, 피부노화, 탈모에까지 영향을 주는 것을 '경피독'이라고 한다.

첨단과학이 만든 칫솔과 치약의 이율배반, 호사다마 한계다.

걸레는 빗자루와 다르다. 걸레는 모양도 기능도 능력도 빗자루와 확실히 다르다. 빗자루는 모양도 화려하게 꾸밀 수도 있지만, 걸레는 능력과 비교하면 아무리 좋은 미사여구를 들이대도 걸레일 뿐이다.

걸레는 온갖 굿은 일만 하는 신발 같은 밑바닥 입장이지만 신발도 걸레도 이타 홍익(弘益) 같은 존재다.

걸레가 지나간 자리는 언제나 깨끗하다.

때로는 눈부시게 광택이 날 정도로 깨끗하게 한다.

걸레는 모든 것을 깨끗하게 한다.

걸레는 빗자루보다 청소능력이 탁월하기 때문이다.

걸레는 직물 섬유다.

발상의 전환, 걸레 이론을 양치에 대입시켰다.

결과는 한마디로 신기하고 놀랍다는 말밖에는 없다.

누렇고 오래된 치석들이 줄줄이 손을 들고 밖으로 나온다.

그동안 치아에 단단하게 고정되어 칫솔질로는 꿈쩍도 하지 않던 치석들이 항복하고 슬슬 밖으로 기어 나온다. 하나도 남김없이 모두 깨끗하게 밖으로 나온다.

밤낮 고통을 주던 치주염의 뿌리가 제거되는 순간이다.

치석이 사라지고 치주염도 사라지는 인류 염원의 순간이다.

작은 직물 섬유 하나가 오랜 질병 역사와 첨단 과학으로도 해결하지 못한 어렵고도 중요한 큰 문제 하나를 간단하고 깨끗하게 해결하는 순간이다.

모르면 어렵고 알고 보면 별것 아닌 것이 세상 이치라는 사실과 막상 나타난 현실은 충격이다.

일명 풍치라는 치주염은 바람만 스쳐도 통증을 호소한다는 어마무시한 질병의 뿌리를 한순간에 뽑아버린 것은 인류의 염원이자 인간승리의 쾌거이고 행복에 결실이다.

어처구니없는 놀라운 일다.

섬유의 탁월한 능력

직물 섬유 조각 하나가 첨단 과학(칫솔, 치약)도 해결하지 못한 치석을 간단하고 깨끗하게 해결한 것은 놀라운 일이기도 하지만 어처구니없는 일기도 하다.

치석은 치주질환을 주관하는 핵심 문제이기도 하지만 질병 역사와 첨단 과학도 해결하지 못한 큰 문제다. 치석으로 인한 치주염은 현재도 건재를 과시하며 환자들에게 고통과 아픔을 주고 있다.

가끔 하는 스케일링이 칫솔을 대신하지만, 치주염이 줄어들지 않는 것은 치석은 매일 생기기 때문이다. 매일 생기는 치석은 매일 닦아야 한다. 스케일링은 불편하기도 하지만 자주 하지 못한다.

섬유 양치는 능력도 탁월하고 매일 할 수 있다.

섬유 양치는 어렵거나 불편하지도 않고 매일 즐겁게 할 수 있다.

부작용도 없이 치석을 확실하고 깨끗하게 닦아낸다. 섬유 양치는 매일 하면 치석도, 세균도 염증도 없다. 부실했던 잇몸도 다시 회복된다. 치아 미백에도 효과가 있다. 섬유 양치로 더는 고통도 경제부담도 없어진다.

치석 제거 너무 간단한가? 하지만 복잡할 이유가 없다.

과학은 실험된 지식이고 기술이지만 자연은 기술도 발명도 아닌 존재의 발견일 뿐이다. 기술도 복잡한 것보다 단순한 더 좋은 기술이다.

무사의 칼 놀림이 요란하지 않듯이…

문화 혁명

한국에서 짧은 기간에 문화혁명을 일으킨 물건이 있었다.

목욕할 때 쓰는 수건인 '이태리타올'이다.

작은 섬유 조각 하나가 누구도 생각하지 못한 극히 짧은 기간에 한국뿐만 아니라 세계의 목욕 문화를 바꾸어 놓은 역사상 전무후무한 기적 같은 일이 있었다.

비스코스 레이온 재생 섬유가 주인공이다.

비스코스 레이온 재생 섬유는 프랑스에서 만들어져 한국에서 목욕 수건으로 특허등록하면서 목욕 문화에 혁명을 일으킨 이태리타올, 때밀이 원단이다.

당시 한국의 목욕 문화는 후진국 수준이었다. 목욕은 잘하면 한달에 한두 번 아니면 명절이나 몇 달, 일 년에 한 두 번 할 정도로 목욕을 자주 못하는 시절이었다.

오랜만에 하는 목욕이라 때를 깨끗하게 빡빡 잘 밀어야 하지만 힘든 것이 때밀이다. 수건에 돌을 말아 서로 등을 밀었지만, 힘만 들고 때는 잘 밀리지 않았다. 목화 섬유의 부드러움 때문이다.

이때 등장한 것이 때밀이 목욕 수건 이태리타올이다.

표면이 까끌까끌한 이태리타올이 등장하면서 한국뿐만 아니라 세계 목욕 문화에 영향을 준 것이다.

문화는 쉽게 바뀌지 않는 것이기에 이태리타올 등장은 문화 혁명이라고 한다.

◆ 치주염 종결의 의미

치석은 세균의 온상이고 세균은 치아 염증의 주범이다. 치석으로 인한 치주염은 오랜 세월 첨단 과학, 의학을 조롱하면서 인간들을 무던히도 괴롭힌 악성 질병이다.

하지만 작은 섬유 조각 하나에 그 당당하던 위력을 잃고 구강에서 조용히 사라진다는 것은 인류의 염원이자 행복이고 자연과학의 승리다. 수천 년 고통을 안겨주던 치주염을 자연과학이 해결하였다는 것은 모든 질병에도 의미가 있지 않을까?

과학은 자연을 모방하지만 앞서는 법은 없다. 자연과학이 인간 과학을 능가한다는 말이다.

치주염은 제일 흔한 질병이기 때문에 의미가 더욱 크다.

작은 섬유 조각 하나가 엄청난 큰일을 한 것이다.

섬유 조각 하나로 치아 건강은 물론 음식을 잘 먹을 수 있어 행복한 건강이 더욱 가까운 친구가 된 것이다.

인간오복수위선人間五福壽爲先의 첫째가 치아건강이기 때문이다.

섬유 양치 너무 간단하다고 무시하지 마라. 간단한 것이 더 좋은 기술이고 그 기술의 결과는 복잡한 과학 기술을 능가한다. 치석 제거에는 섬유 양치가 정답이다.

◆ 섬유의 더 큰 능력의 의미

섬유 양치는 치석뿐만 아니고 더 많은 일을 한다. 섬유 양치는 치아미백과 잇몸 마사지는 덤이다. 섬유 양치는 치아 법랑질(에나멜)에 손상을 주지 않고 오히려 치아 표면을 매끈하게 보호한다.

섬유는 값이 싸고, 누구나 쉽게 구할 수 있다. 기분 좋은 소식이다. 이 소식은 지금 치주염으로 고통에 시달리는 환자들과 예비 환자들, 아직은 문제가 없는 건강한 사람들까지 귀를 기울여야 하는 희망의 소식이다.

지금 당장 실행해 보라!

누렇게 찌든 치석이 깨끗하게 사라질 것이다.

발상의 전환 청소이론에서 얻은 섬유 양치.

섬유 양치는 과학도 고도의 기술도 아니다.

부작용도 없고 비용도 들지 않는다.

그리고 누구나 쉽고 간단하게 할 수 있다.

지금까지 왜 몰랐을까?

고정관념 때문이다.

등잔 밑이 어둡다는 등하불명燈下不明이 여기에 해당된다.

치주질환의 염증 문제는 섬유 양치가 답이다.

섬유 양치는 자연에서 얻은 작지만 첨단과학을 능가하는 큰 기술이다.

필자는 이 방법을 '양지치'라고 이름 지었다.

'양지치'(버들(楊), 손가락(指), 이(齒))

'양지치' 방법

'양지치'는 섬유 조각으로 치아를 닦는다.

비스코스 레이온(Viscose Rayon)은 재생 섬유다.

비스코스 레이온 재생 섬유는 한국에서 목욕 수건으로 잘 알려진 일명 이태리타올 원단이다. 비스코스 레이온 재생 섬유는 표면이 거칠어 목욕할 때도 탁월하지만, 치석 제거에도 탁월하다.

'양지치'는 표면이 거친 섬유의 특성을 이용한 것이다.

'양지치'는 멀지 않은 옛날 한국의 조상 선배님들이 하던 치분 양치에서 섬유 양치로 소재가 바뀐 것뿐이다.

'양지치'는 섬유로 치아를 문질러 닦으면 된다.

요령껏 문질러 닦으면 된다. 방법은 이것뿐이다.

너무 간단하여 실감이 나지 않는가?

간단한 것이 더 좋은 기술이라는 것을 알아야 할 것이다.

구체적인 기술은 본인 스스로 터득하면 된다. 본인의 치아 구조에 민감하면 더 효과적으로 닦을 수 있다. 하다 보면 익숙해지고 효과적인 방법을 터득하게 된다. 처음에는 약간 불편할 수도 있지만 계속하다 보면 자신에게 맞는 더 나은 방법과 기술도 터득하게 된다.

'양지치'는 '경피독'을 우려하여 치약을 사용하지 않는다.

치약 없이도 잘 닦이기 때문에 염려할 필요가 없다. 치약은 익(益)보다 실(失)이 더 클 수 있기 때문이다.

'양지치'는 샤워할 때 하는 것이 효과적이다.

◆ **채면 손상이 염려되는가?**

손가락 양치가 체면 손상을 우려하는가?

한국 사람은 체면에 죽고 산다는 말도 있지만, 체면보다 질병 억제가 우선이다. 풍치에 고생해보지 않으면 모르겠지만 풍치는 어마 무시한 악성 질병이기에 유비무환이 제일이다. 체면이 문제가 아니라는 말이다.

손가락 양치는 불과 얼마 전만 해도 조상, 선배님들이 직위 고하를 막론하고 누구나 하던 한국의 오랜 양치 문화였다.

'양지치'는 소재가 치분에서 섬유로 바뀐 것뿐이다.

소재 하나가 극과 극의 기능차이가 생긴 것이다.

'양지치'는 칫솔과 스케일링을 대신한다.

'양지치'는 치석 제거에는 작지만 큰 기술이다.

치석이 없으면 세균이 없고, 세균이 없으면 치주염도 없다. 치아 건강은 오복 중에서도 으뜸이다.

'양지치' 효과

'양지치'는 치태는 물론 치석 제거가 탁월하다.

'양지치'는 치아와 에나멜에 손상을 주지 않는다.

'양지치'는 치석 제거 후에도 치아 표면은 깨끗하다.

'양지치'는 잇몸 마사지와 미백 효과는 덤이다.

'양지치'는 경피독을 우려하여 치약을 사용하지 않는다.

'양지치'는 칫솔과 달리 치아 마모현상이 없다.

'양지치'는 병원출입을 억제하여 경제적이다.

'양지치'는 치석 제거 후 시리던 통증도 없어진다.

'양지치'는 부작용이 전혀 없다.

'양지치'는 남녀노소 누구나 쉽게 할 수 있다.

'양지치'는 치아 건강이 보장된다.

'양지치'는 작지만, 능력이 탁월한 큰 기술이다.

기술의 미래

기술이 문화를 바꾼다.

분쇄기가 맷돌을 소멸시킨 것처럼, 섬유 양치가 칫솔 양치를 소멸시킬 수도 있다. 손가락이 아닌 보다 간편한 치구(齒具)가 개발된다면 가능한 일이라고 생각한다.

기술은 인간 생활에 많은 변화를 준다. 첨단 기술은 더욱 그러하다. 공상 과학 영화로만 알고 있던 것이 현실로 나타나는 것이 한둘이 아니다.

유비커터스와 스마트폰이 그렇다.

공중에 보이지 않게 존재하는 자연의 힘(Power)빛과 전파를 과학이 이용한 것이다.

진리의 힘 건강통찰

빛, 전자, 전파, 색, 자연을 이용한(광선의 모든 것), 인터넷 발전은 모든 것을 가능케 한다. 무인자동차, 3D 프린터, 로봇 등, 인공지능은 이미 세계 바둑 천재들을 앞서고, 노동과 교육을 대신하고 있다.

별것 아닌 섬유 조각 하나가 현존하는 양치 문화에 혁명을 일으킬 수도 있다. 작고 별것 아닌 것 같지만, 첨단 과학을 능가하는 큰 기술이기 때문이다. 양치문화에 혁명을 기대해 본다.

'내침외독'

환경오염이 문제다.

매연, 분진, 환경 호르몬, 방사능, 오수, 폐수뿐만 아니라 우리가 매일 유용하는 화장품, 세제. 샴푸, 치약 등 가공식품까지 유해물질이 인체에 나쁜 영향을 끼친다는 사실이 사회적으로 문제가 되고 있다.

유해물질이 여러 통로를 통해 몸으로 들어오는 것을 총칭하여 '내침외독'(內侵外毒)이라고 한다. 외부 유해 물질이 몸으로 들어오는 통로는 오염된 공기는 코를 통해 들어오고, 음식은 입을 통해 들어오고, 샴푸나 세제. 치약의 독성은 피부를 통해 몸으로 들어온다.

'내침외독'(內侵外毒)을 세분하면 입으로 들어오는 것을 '경구독'(徑口毒)이라 하고 호흡기관으로 들어오는 것을 경기도독(徑氣道毒)이라 하고 피부로 들어오는 것이 '경피독'(徑皮毒)이라고 한다. 유해물질이 입으로든 호흡기로든 피부로든 몸으로 들어오는 것은 모두 문제지만, 그 중에도 치약의 '경피독'이 더 큰 문제다.

오염은 상업이 과학의 협조로 만든 호사다마 결과물이다.

모두 일상생활에서 사용하는 화학물질들이다. 화학물질의 대중화 시작은 1913년경 석유정제 열분해법이 개발되면서 발견된 '이소프로필' 때문이라고 한다. '이소프로필'은 분자구조를 간단히 바꿀 수 있어 화학물질을 합성 할 수 있는 간단한 공법이다.

인류는 이때부터 화학물질 속에서 건강을 위협받고 있다.

이익을 우선하는 상업은 과학의 협조로 안전을 보장받지 못한 독성 물질을 알게 모르게 식품과 생활용품 등에 밀착해 우려하는 목소리도 있었지만, 대중의 지지를 받지 못하고 풀죽은 소맷자락이 되었다. 화학 독성은 지금도 식탁과 생활용품에서 알게 모르게 은근슬쩍 몸으로 침투시키고 있다.

상업에 의한 이익수단이 만들어낸 호사다마 인재(人災)다.

화학 독성이 문제이기는 하지만 더 큰 문제는 치약이다.

입, 코, 호흡기로 들어오는 독성은 내장 기관에 잠시 머물다가 순환기를 통해 대부분 몸 밖으로 배설되고, 피부에 묻은 것은 물로 씻으면 대부분 잘 씻긴다.

진리의 힘 건강통찰

치약은 경우가 다르다.

치약은 독성이 강하여 생명력이 강한 바퀴벌레도 죽이고. 변기 청소도. 녹 제거. 찌든 때 묵은 때까지 닦는 강한 독성이 문제다. 치약의 독성은 언론과 시민단체에서도 우려하는 목소리도 있지만, 형식일 뿐 망각 현상이 앞을 막는다.

우리는 하루에도 몇 번씩 거품을 물고 양치를 한다.

양치하는 동안 치약은 입에서 어떤 일을 할까?

입안 피부는 약하고 예민하다.

피부에는 내장 기관과 달리 배설 기관이 없다. 배설기관이 없는 피부로 들어간 유독 물질은 어디로 갈까?

100% 세포와 혈액 속으로 들어간다.

코와 입으로 들어간 독성은 배설기관으로 배설되지만, 피부로 들어간 독성은 세포와 혈액에 이미 들어간 상태다.

더 이상 빠져나갈 곳이 없다. 빠져나가지 못하면 축적되고 축적되면 쌓이고 쌓이면 싸인 만큼 몸은 힘들어진다.

질병으로 이어진다는 말이다.

◆ 경피독이 문제다

치약으로 인한 '경피독'은 양치하는 순간부터 약한 피부를 통해 세포와 혈관에 파고 들어간다. 혈액의 상승 흐름을 타고 눈, 코, 입 머리로 올라간다. 머리는 인체에서 가장 중요 기관들이 모여 있는 곳이다. 독소가 머리로 올라가면 무슨 일을 할까?

치주질환, 치주염

시력과 뇌 손상은 물론 피부와 탈모에도 영향을 줄 것은 자명하다. 뇌 손상은 청소년 학업에도 문제가 되지만 나이를 더하면서 노년기 시력과 청력, 기억력, 치매도 염려가 된다.

탈모와 치매의 원인은 아직 정확하게 밝혀지지 않았지만, 치약의 경피독이 문제의 원인일 수도 있다는 것이다.

연구를 더 해볼 일이지만, 치약은 고분자 물질이다. 고분자 물질의 특정상 양치 후 물로 잘 헹구어도 잔류치약이 입속에 남아 결국 삼키게 된다.

치약은 각종 미사여구로 포장되어 아이들은 생각 없이 삼키기도 하고, 양치 후 물로 대충 헹구기 때문에 어른들이 보살펴야 한다.

양치는 나이를 더하면서 독성은 축적되고 축적되는 만큼 몸은 더 힘들어한다. 중년 이후에 발생하는 원형 탈모, 피부주름, 시력과, 기억력에도 '경피독'의 영향일 것으로 생각된다.

필자의 경험에 의하면!

양치의 역사

치아 건강을 위해 애쓴 노력은 오래전부터다.

고대 이집트에서는 열매 가루와 돌가루 등을 꿀에 섞어서 이에 발랐다고 한다. 메소포타미아에서는 백반과 박하를 손가락에 발라 이를 닦은 기록이 있다고 한다.

돌가루는 치석 제거를 위한 보조물이다.

중세 유럽이나 이집트, 로마제국에서도 치약을 사용했다는 기록이 나오는데, 이들은 소 발굽, 부석가루, 동물의 뼈를 갈아 태워 재를 만들거나, 계란 껍질, 굴껍질 하물며 소변을 받아서 치약으로 사용했다는 기록이 있다고 한다.

소 발굽, 부석가루, 뼈, 계란 껍질은 치석을 제거하기 위한 것으로 보이며, 소변은 암모니아 성분이 있어서 치아를 희게 한다고 하여 특히 여성들이 많이 사용한 것 같다고 한다.

한국에서도 초기에는 손가락에 고운 흙, 모래, 돌가루 등이나 소금, 풀을 태운 재를 입에 넣고 손가락으로 문질러 양치를 하였고, 1950년 6·25 전쟁 당시 미국에서 건너온 콜게이트 치약이 들어오면서 지금과 같은 형태의 튜브형 치약이 나오기 시작했다고 한다.

치약의 국내 대중화는 1954년 LG의 전신인 럭키화학(부산 연지동) 공업사가 튜브형 치약을 만들어 공급하면서 사랑받는 국민 치약이 되었다. 그때부터 지금까지 각종 기능성 칫솔과 치약이 쏟아져 나오면서 대중화되었다.

그리고 약품과 플라스틱이 개발되면서 칫솔과 치약도 다양화되고 용도별, 기능별로 그 어느 때보다 첨단이라는 이름으로 고급스러운 양치 기구들이 보편화되고 있다.

의학 종사자들은 더 나은 기술과 첨단 장비로 무장하고 구강질병과 한판 승부로 힘겨루기를 한 덕분에 국민들은 구강위생에 많은 혜택을 받고 있다.

불과 몇십 년 전만 해도 우리는 소금이나 잿(풀이나 나무를 태운 재)가루 등을 입에 넣고 손가락으로 양치를 했다. 그래도 치주질환은 오늘날보다는 덜한 것으로 알고 있다.

양치 과거가 문제인지, 오늘날의 과학이 문제인지 생각해볼 일이다.

치석, 어제와 오늘

1950년 6·25 전쟁 당시만 해도 소금이나 잿가루를 입에 넣고 손가락으로 양치를 했다.

하지만 치석과 구강 청결에는 별로 도움이 안 되었다. 그래도 치석으로 인한 문제도 크게 없었다. 치석 문제가 부각된 것은 칫솔 양치가 시작되고부터다.

칫솔 양치는 어릴 때부터 평생을 한다. 칫솔 양치를 수십 년, 평생을 하는 동안 날카로운 칫솔모와 치약의 연마제는 치아와 잇몸 사이에 집중하면서 치아 에나멜을 손상시킨다.

에나멜이 손상된 자리에는 틀림없이 치석 인자인 칼슘, 마그네슘 등이 거머리같이 달라붙는다. 치아에 칼슘, 마그네슘 등이 달라붙으면 치석이 되어 생물처럼 자라고 거기에 세균도 함께 생활하면서 염증 질환을 발병시킨다.
칫솔 양치가 치아 에나멜에 손상을 주었기 때문이다.
소금과 잿가루는 양치에 도움도 안 되었지만 범랑질(에나멜) 손상과도 무관하다. 치석은 칫솔 양치를 한 후부터다.

양치를 하지 않는 동물은 치석도 염증도 없다.
치석은 칫솔 양치를 하는 인간에게만 있고 치석으로 인한 치주염도 칫솔 양치를 하는 인간에게만 있다.

양치의 재발견

현대인을 문화인이라고 한다.

문화란 한 사회 구성원의 발견이나 발명 그리고 발상의 전환이 만들어 낸 특별한 기술, 예술, 규범 또는 생활양식의 형태가 인간에게 유용하게 작용하는 면에서 오랜 기간 지속하는 것을 문화라고 하는데, 여기에는 생활, 사회, 지역문화 등이 있고 이 문화들 안에 예술, 기술, 언어 기타 부분문화로 구분된다.

문화는 오랜 기간 검증되었다는 수식어가 동반된다.

양치문화도 여기에 속한다.

대한민국에 극히 짧은 기간에 문화 기적을 이룬 것이 있다.

목욕 수건 때밀이 이태리타올이다. 목욕 수건 이태리타올은 비스코스 레이온 재생 섬유다. 섬유 조각 하나가 기적 같은 문화혁명을 만들었다.

한국뿐만 아니라 세계의 목욕문화를 순식간에 바꾸어 버린 역사상 전무후무한 문화혁명이다. 비스코스 레이온 재생 섬유는 프랑스에서 만들어졌지만, 한국에서 목욕 수건으로 특허등록하면서 혁명이 일어났다.

까끌까끌한 원단이 만든 기적이다.

양치에도 혁명이 일어날까?

치석 제거 기능이 첨단 과학보다 탁월하기 때문이다.

양치의 재발견 섬유 양치 '양지치'를 기대해 본다.

양치의 어원

양치의 어원은 본래 '양지질'이라고 한다.

양지(버들 양과 가지 지)에 접미사인 질이 붙어서 이루어진 단어라고 전해진다고 한다.

고려시대 문헌인 계림유사에 '양지'로, 이후 한글 문헌에도 '양지질'로 표현되어 있다고 한다. 버드나무 가지(양지)로 이빨을 닦는 방법이라고 한다.

이쑤시개를 버드나무로 만드는 것은 이로부터다.

그래서 이를 청소하는 것을 '양지질'이라고 했던 것인데, 어원이 점차 희박해지면서 이(齒)의 한자어인 치(齒)에 연결해 양치로 해석하여 '양치질'로 변한 것이라고 해석된다.

확실하지 않지만…

치아 상식

◆ 치태

치태는 음식물 찌꺼기와 세균의 대사물로 구성된다. 치태는 식사 후 음식 찌꺼기에 의한 세균 증식이다. 음식을 먹으면 음식 찌꺼기와 단백질 그리고 세균으로 치태가 두꺼워진다.

치태는 치주염과 충치의 원인이 된다.

입에는 음식물을 통해 세균이 들어오는데, 이 세균들은 치태와 치석에 달라붙어 잇몸에 악취와 염증을 일으키고, 산성 배설물로 치아를 손상시킨다. 치태의 세균은 산성 물질을 분비하여 치아를 부식시키고 구강에 염증 질환을 발병시킨다.

치태는 세균의 영양분이다.

◆ 치석

치석은 잇몸과 치아 사이에 있는 딱딱한 돌덩어리다. 치석은 치아에 붙은 칼슘, 마그네슘이 뭉쳐진 것으로 치석 자체로는 병이 아니지만, 치아 질병에 기초가 된다.

치석은 칼슘(Ca)과 마그네슘(Ma)이 주요 원인 물질이다.

치석의 칼슘(Ca)과 마그네슘(Ma)은 석회석 돌가루다.

◆ 충치

충치는 세균성 질병이다.

충치는 세균에 의해 치아의 에나멜(법랑)과 상아(뼈)질을 파괴하여 이빨에 구멍을 뚫고 까맣게 썩게 하는 병이다. 조기에 치료하지 않으면 치료가 어렵고 이빨을 뽑아야 하는 단계로 발전하게 된다.

◆ 풍치

치주염을 다른 말로 풍치라고 한다.

풍치라는 말은 치아에 바람만 스쳐도 통증이 오는 병이다. 풍치는 잇몸과 치아 주위 조직에 심각한 염증을 일으킨다.

그 염증으로 치조골이 썩어 발치를 해야 하는 질병이다. 풍치의 원인은 여러 가지가 있지만, 직접적인 요인은 치석 속의 세균이 진범이다. 풍치는 흔한 질병 1위고 유의하지 않으면 고통이 온다.

◆ 잇몸질환

잇몸질환은 치태로 인한 세균과 치석으로 잇몸에 생기는 질병으로 치주염과 치은염이 있다.

치주염은 잇몸과 치아에 고름이 생겨 피도 나고 이가 흔들리는 것 같이 아프고 시리고 입에서 고약한 냄새가 난다.

산부인과 의사의 말

엄마가 사용한 화학 성분은 아가에게로 직행한다. 엄마가 샴푸 후 5분이면 아가에게로 전달된다. 당신은 괜찮을지 모르지만, 태아는 약하다. 옛날에는 양수가 터지면 달콤했는데, 요즘은 샴푸 썩는 냄새가 난다.

2004년 미국 적십자사가 무작위로 신생아 제대혈 분석결과 암 유발 물질 180가지와 두뇌 신경 계열에 유해한 물질 217가지와 천선성 장애 유발물질 208가지 등 총 600여 가지의 화학물질 검출, 이것들 중 대다수가 화장품, 치약, 샴푸, 보습제 등에 함유, 전문가들은 최근 임신 중 산모가 화장품, 치약, 샴푸 등으로 인한 아토피, 생식능력 저하 등이 약한 피부점막 경피를 통해 흡수된다는 사실을 우려하고 있다.

시민단체와 언론 등에서도 세제와 화장품에 각종 위험성을 보도하지만, 소비자들은 잘 모르고, 알아도 나와는 상관없는 듯 외면하기도 하며, 아까워서 못 버린다는 안타까운 현실이라고 한다.

이유 없는 난임, 먹는 것보다 바르는 것이 더 무섭다.

여성은 생식기로 남성은 신장으로 여성 30%가 자궁근종, 불임의 원인, 태아에게 흡수, 피부로 들어오는 '경피독'은 속수무책, 살균, 살충 성질이 있는 항균성 합성물질, 트리콜로산은 수돗물과 만나면

디옥신이 된다.

화학 물질이 체내에 들어오면 내분비 교란으로 체내에서 에스트로겐(여성호르몬) 수용체와 결합한다. 탯줄과 모유에서도 발견된다.

작은 것이 더 중요하다

건강을 위한 조언이다.

'천 리 길도 한 걸음부터'라고 한다.

일의 시작도 중요하지만 끝이 더 중요하다.

이 말은 작은 것을 무시하면 낭패를 보는 일이 다반사라는 교훈이 담겨있다. 또한 인생길 평행선에서 미세한 요인이 오랜 세월에서 나타나는 결과는 크다는 교훈도 담겨져 있다.

우주와 지구, 만물도 작은 것으로 시작되고, 인간의 가치 경영도, 작은 것 하나 때문이라는 것을 생각하면 작은 것의 중요성을 새삼 깨닫게 된다. 작은 것의 중요성을 깨닫지 못하여 후회하는 일들이 많기 때문에 이 교훈은 새겨볼 필요가 있다.

머리카락 몇 가닥을 어떻게 처리하느냐에 따라 자신의 인상을 달라지게 할 수도 있다는 것은 전문가들은 알고 있다.

가랑비에 옷 젖고, 티끌 모아 태산이고, 천길 뚝도 개미구멍으로 무너지고, 1%의 습관이 성공을 거두고, 1%의 희망이 음악 없이도 춤을 추게 하고, 1달러의 가치를 알면 경제학을 알고, 방아쇠 하나가 장전된 100발의 총알을 좌지우지하고, 깨진 유리창 하나가 기업을 망하게 할 수 있고, 기계의 고장도 작은 소리에서 시작한다.

한 사람의 화성이 오케스트라 화음에 혼란을 주기도 하고, 저울의 작은 무게가 기울기에 영향을 준다.

우주도 지구도 사물도 작은 것으로 이루어지고 사라진다.

일반적인 물질 구조는 분자, 원자, 전자 등으로 알고 있다. 하지만 만물은 더 작고 더 미세한 극미 미립자들로 이루어져 있다는 사실을 아는 사람은 많지 않다. 쿼크, 업, 다운, 스트레인지, 참, 보텀 은 현미경으로도 잘 볼 수 없는 분자 구조보다 아래의 미립자들이다.

이들은 원자를 입자 가속기에서 빛의 속도로 가속시켜 서로 충돌하게 하여 깨어진 것으로 이론적으로는 더 이상 쪼갤 수 없다는 뜻의 이름이지만 현대과학은 아직도 이들을 쪼개려고 입자 가속기에서 충돌시키고 있다.

10~23승/cm이 상호 작용한다는 꿈의 초 끈 이론과 양자~반(反)양자를 쪼개어 새로운 입자를 찾고도 있다.

우리는 극대와 극미의 무한 세계 속에서 살고 있다. 극미(아주 작음) 세계가 세상을 지탱하고 움직이고 있다는 사실을 미처 알지 못했지만 사실은 그러하다.

명의(名醫)는 작은 것을 볼 줄 알아야 명의라고 한다.

중국 제나라 명의 편작(扁鵲)은 병은 털구멍에 있을 때 알고 고치라고 한다. 병이 털에 있을 때는 찜질로도 고칠 수 있고, 살갗에 있을 때는 침으로도 고칠 수 있고, 위와 내장에 있을 때는 달인 약으로도 고칠 수 있지만, 골수에 있으면 운명의 신이 소관할 일이어서 인간으로서는 손쓸 도리가 없다고 했다.

그래서 명의는 병이 털구멍에 있을 때 고친다고 한다.

기계의 고장은 작은 소리에서 시작된다. 기계의 장인, 명장(名匠)도 고장은 작은 소리로 고친다.

피렌체의 군주론과 의학서에도 "질병은 초기에는 치료하기 쉽지만 진단하기가 어렵고, 병이 짙어지면 진단하기는 쉬우나 치료하기가 어렵다"고 한다.

몸에서 자신도 모르는 사이 일어나는 작고 미세한 것들이 오랜 삶 속에서 어떻게 작용하느냐에 따라 나타나는 결과는 크기 때문에 건강은 건강할 때라고 한다.

먹는 물속의 미네랄, 작은 알갱이 하나가 오랜 삶 속에서 쌓이고 뭉쳐지면서 돌(결석)을 만들고, 돌은 질병의 초석이 되어 건강과 생명을 위협하는 몸속의 시끄러운 돌, 침묵의 살인자로 존재한다.

작은 것을 무시하고 방치한 결과다.

물맛

사람들은 물을 마시면서 물이 맛이 있다, 없다, 좋다, 나쁘다, 물맛에 여러 느낌을 표현한다.

물은 학술적으로는 무미無味, 무취無臭, 무색無色이다.

물은 냄새도 색도 맛도 없다는 말이지만 사람들은 왜 물을 마시면서 물이 맛이 있다, 없다 하는가? 물은 순수한 물이 지닌 학술적 이론으로는 물맛이 없지만, 순수가 아닌 물은 엄격히 따져 물맛은 아니지만, 일반적으로 물맛이라고 표현을 한다.

순수가 아닌 물은 물속에 존재하는 이물질의 질감과 무게, 맛과 냄새에 따라 나타나는 것을 총체적으로 물맛이라고 표현한다. 정리하면 물맛이란 순수한 물맛이 아니고 물속에 들어있는 각종 이물질의 맛, 냄새들이다.

예를 들어 칼슘, 마그네슘은 색깔은 백색이라서 시각적으로는 보이지 않지만, 맛은 약간 떫떠름하고, 철과 망간은 항상 공존하다가 지하에서 지상으로 올라오면 수산화 제2 철로 나타나고 색깔은 흑갈색으로 금속맛과 역한 냄새가 난다.

먹는 물 수질 분석 항목에도 맛, 냄새, 취기가 있다. 순수가 아닌 물은 이물질 맛이지 물맛이 아니라는 사실을 혼동하지 마시기 바랍니다.

그러면 학술적으로 말하는 순수도 물맛이 없는가?

순수는 무미, 무취, 무색이기는 하지만 물맛이 있고, 또한 물맛이 참 좋다. 여기서 말하는 물맛은 물속에 무엇이 있어 그로 인한 맛이 아니라 물이 지니고 있는 물성 즉 물 분자의 가벼움, 부드러움, 깨끗함, 깔끔함, 산뜻함, 그리고 적절한 온도 차이가 입의 감각 기능에 작용하면서 나타나는 것을 순수에 대한 물맛이라고 표현한다.

순수를 마셔보면 부드럽고, 깔끔하고, 깨끗한 느낌에 더하여 기분을 상쾌하게 할 뿐만 아니라 입에서 묵처럼 부드럽게 잘 넘어가기 때문에 일반 물보다도 기분 좋게 먹는다.

여기에 더 좋은 느낌은 물의 온도다. 물의 온도는 약간 차가운 15℃~17℃ 정도가 좋다고 한다.

순수는 물속에 아무것도 없어 가볍고, 부드럽고, 깨끗하고, 깔끔하고, 산뜻하지만. 순수가 아닌 물은 물속에 이물질들로 무겁고, 거칠고, 불쾌한 맛과 냄새로 목으로 잘 넘어가지 않아서 대부분 각종 차로 끓여 먹지만 끓인다고 달라지는 것은 없고 오히려 농축이 되어 몸속에 찌꺼기를 남길 뿐이다.

순수는 용해 용량이 어느 물보다도 크기 때문에 몸속 이물질을 그 어느 물보다도 더 많이 배출시킬 수 있다.

건강의 첫째 조건은 속이 깨끗해야 하고, 속이 깨끗하면 피가 깨끗해지고, 피가 깨끗하면 면역력이 좋아지고 면역력은 질병 접근을 억제하기 때문에 순수는 인간이 먹어야 하는 최상의 물이다.

순수를 먹어보지 않고 물과 물맛과 건강을 논하지 마라.

노년기 건강관리

행복의 조건이 무엇이냐는 것은 사람에 따라 다를 것이나 옛글에 인간 오복수위선이라 하여 오복 중에는 장수를 최고로 친다고 한다.

이 오복이란 말은 중국고전 상춘홍절에 나오는 것으로 오복은 수壽, 부富, 강녕康寧, 수호덕修好德, 고종명考終命이라 했다. 오복의 첫째가 오래 사는 수(壽)이다. 행복이나 불행이나 오래 살고 봐야 한다는 말이다,

현대인은 '백세시대'라고 한다.

이것은 인생 절반 정도를 노년기로 보낸다는 의미다. 그래서 중요시되고 있는 것이 노년기 건강관리다. 신체가 노화되면 다양한 부위에서 이상 증세가 발생하기 시작하고 신체에 이상증세가 발생하면 정신적, 육체적, 경제적으로도 문제가 되지만 삶의 질도 피폐해진다.

건강은 건강할 때라는 말은 지금 건강에 문제가 없더라도 노년기 건강을 위해 지혜로운 처신이 요구된다.

◆ 노년기 치아 관리

노년기 건강관리에는 무엇보다도 잘 먹어야 한다. 치아는 그런 의미에서 첫손가락에 꼽는다.

하지만 치아질병은 남녀노소, 모든 연령층을 가리지 않지만, 특히 노년기에는 염증으로 인한 치주염 치은염 등으로 발 치나 의치를 하는 경우가 많다.

청소년기는 충치가 많지만, 노년기는 치아 염증으로 악취와 구강 건조증도 생긴다.

입안 건조증은 끈적끈적한 거품이 나오기도 하고 혀가 갈라지기도 하고 식욕이 떨어지기도 한다는 전문의 말이다.

구강 건조증은 침이 분비되지 않고 마르게 하지만 침은 항균작용과 음식물 분해와 면역기능도 있기 때문에 세심한 주의가 요구된다. 구강 건조증에는 순수를 생활화하여 몸에 물을 채워 주어는 것이 제일 좋은 방법이다.

몸에도 물 순환이 잘되어야 한다.

◆ 노년기 수분보충

몸에 물이 부족하면 만병의 근원이 된다. 그래서 노년기 수분 보충은 참으로 중요하다. 우리 몸은 나이가 들면서 몸에 수분 증발이 빨라 물을 더 많이 먹어야 하지만 오히려 물을 더 먹기 싫어하는 습성이 있어 몸에 수분 부족현상이 더 빨라지는 것이 문제다. 나이가 들면서 생기는 질병도 물을 잘 마시지 않아서 생기는 병들이 대부분이다.

몸에 물이 부족하면 뇌는 물이 좀 부족해도 견딜 수 있는 부분부터 물 공급을 줄인다. 물이 부족하면 제일 먼저 물 공급을 줄이는 곳이 피부다. 나이가 들면서 물 마시기를 싫어하여 수분 부족이 된다. 그래서 나이가 들면 피부가 제일 먼저 늙는다.

마지막으로 뇌에도 물 공급이 잘 안 되면 어떻게 될까?
뇌에 물 공급이 잘 안 되면 기억력은 물론 치매도 물 부족 현상으로 오는 것이다. 치매는 나이 먹고 늙어서 생기는 병이 아니다. 치매도 물을 잘 마시지 않아 생기는 병중에 하나다. 질병의 80%가 물 때문이라는 세계보건 기구의 발표가 예사롭지 않다.
물을 많이 마시는 습관 하나만으로도 몸은 건강할 수 있다.

◆ 먹는 물은 순수를 권한다

각종 언론에서 수분섭취를 권장하고 있다. 충분한 수분섭취도 중요하지만 어떤 물을 보충하는가도 매우 중요하다.
맞는 말이다. 사람들은 물을 잘 마시지 못하거나 마시지 않고 있기 때문이다. 왜냐하면 물이 나쁘면 물을 많이 먹을 수 없기 때문이다. 나쁜 물은 많이 먹으려고 해도 목으로 잘 넘어가지 않아 먹고 싶어도 먹지 못한다. 그래서 물을 끓이거나 억지로 먹는 경우가 대부분이다. 물을 끓이면 만사 해결로 생각하지만 잘못된 생각이다.

물을 끓이면 세균은 죽지만 찌꺼기는 더 농축되어 더 나쁜 물이 된다. 나쁜 물은 나쁜 물질을 몸에 쌓이게 하지만 순수는 깨끗하여 찌꺼기가 없다.

몸에 좋은 물은 세상에서 제일 깨끗한 순수가 최상이다. 세상에서 순수보다 더 깨끗하고 좋은 물은 어디에도 없다. 순수는 느낌부터 다르다. 순수는 이물질이 없어 깨끗하고 부드럽기 때문에 목으로 잘 넘어간다. 순수를 먹어본 사람은 극히 드물지만, 노화에 따른 탈수를 막으려면 순수를 충분히 섭취해야 한다. 한 번도 먹어보지 못했던 순수를 권장한다.

노년기에는 따끈한 물을 넉넉하게 마시는 것이 이상적이다.

노년기 건강을 위해 먹는 물은 순수가 최상이다.

'세상적 진리'

진리란 어떤 경우에도 변하지 않고 변할 수 없는 것이지만 '세상적 진리'는 잘못된 것이기에 수시로 변한다.

당시에는 정론 불변 같던 것이 세월의 흐름에 따라, 생활에 뿌리내린 상식의 논리도 문화와 세대에 따라 새로운 지식으로 포장, 재포장 되어 진열장에서 유행 따라 잠시 나타나고 사라지는 것을 '세상적 진리'라고 한다.

'세상적 진리'에는 가시가 있고 가시의 피해는 국민 몫이다.

지식이 엉터리면 재앙이 온다는 말이다.

'세상적 진리'의 발원지는 일부 영향력 있는 사회 명사라는 점잖은 분들이 자신의 존재 가치를 높이기 위해 학자라는 고상한 이름을 목에 걸고 알 수 없는 이론을 앞세워 깜짝쇼로 나타나는 약간 빗나간 발상이 문제다.

언론 매체에서 가끔 경험하는 것이지만 이들의 말 한마디에 많은 사람들이 좌편향 우편향으로 쏠림 현상이 나타나면 시장 경제에 미치는 영향이 적지 않다는 것이 또한 우려하는 사실이다.

천금 같은 내 몸과 알토란같은 내 호주머니를 생각해서라도 흔들리지 않는 자기중심적 중용(中庸)의 가치에서 고민해볼 일이다.

먹는 물 순수에 대하여!

    제2부에서는 인간의 생존과 건강에 절대적인 먹는 물, 먹는 물이 인체에 미치는 영향이 얼마나 중요한지 알아보겠다.

    대부분의 사람들이 잘 몰랐던 먹는 물 순수에 대한 오해와 진실을 상세하게 통찰한다.

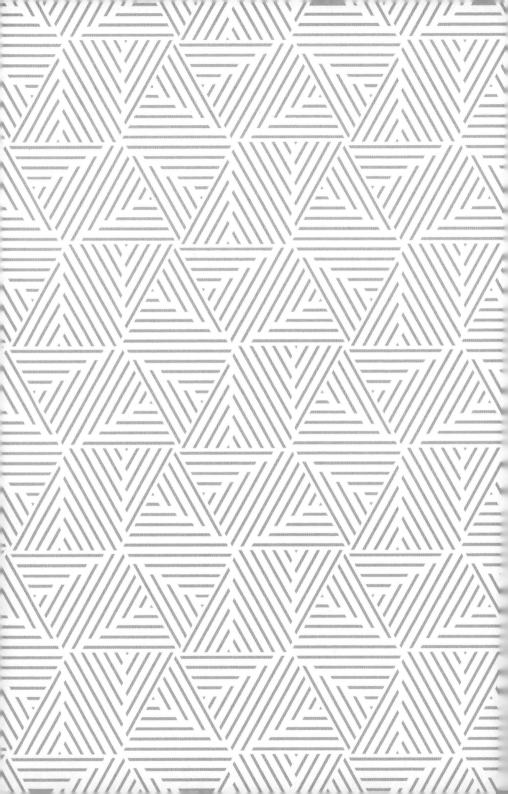

제 2 장

생명 에너지 '물'

서문

　인간오복수위선이라고 한다.

　우리는 건강을 위해 최선을 다하지만 진정한 건강은 없다. 이유 중 제일 큰 문제는 먹는 물 때문이다.

　세계 보건기구(WHO)발표에 의하면 질병의 80%가 적절하지 못한 물 때문이라고 한다. 물만 좋으면 건강하게 더 오래 살 수 있다는 말이다. 만약 일년 만 더 건강할 수 있어도 생명의 가치는 돈으로 환산할 수 없지만 가능할까?

　건강에 제일 큰 문제는 질병이다.

　질병은 오만가지라고 하고 약과 치료방법도 오만가지다. 오만가지 질병을 하나로 해결 한다면 속(장)을 깨끗이 하여 피를 맑게 하면 해결된다.

　우리는 건강을 위하여 운동과 좋은 음식을 가려 먹는다. 운동은 면역력을 키우지만 피로 물질을 만들어내고, 음식은 에너지를 만들지만, 소화 과정에서 독소와 찌꺼기를 만들어 낸다. 여기에 더하는 것이 화학 첨가물이다.

　우리 몸은 이런저런 이유로 몸속에 독소와 찌꺼기를 만든다.

　독소와 찌꺼기는 즉시 치우지 않으면 쌓이고, 싸이면 질병으로 이어진다. 이것이 질병이 많은 우리의 현실이다.

보기 좋고 잘 지은 집에 첨단 제품이 많이 있어도 생활에서 나오는 음식물 찌꺼기를 치우지 않으면 악취와 세균으로 사람이 살 수 없듯이 몸속에 쌓이는 독소와 찌꺼기도 치우지 않으면 질병으로 이어진다. 몸속을 청소하고 피를 맑게 하는 유일한 것은 물이라는 것에는 반론의 여지가 없다. 문제는 먹는 물이 깨끗하지 못하다는 결론이다.

우리가 먹는 물, 눈에는 깨끗하게 보이지만 먹는 물 수질 45개 항목이 이물질 찌꺼기들이다.

대표적인 것이 칼슘. 마그네슘이고. 칼슘은 '물'에도 있지만 식품에도 있다. 학명은 같지만 인체에 미치는 영향은 '하늘과 땅 차이'라는 사실이 놀랍다.

물속 칼슘은(Ca)은 석회석 돌가루라는 사실 때문이다. 우리 몸에 돌(치석, 요석, 담석)이 많은 이유다. 몸에 쌓이는 돌들이 각종 질병의 초석이 되기 때문에 학자들은 시끄러운 돌 침묵의 살인자라고 한다.

순수는 물속에 아무것도 없는 세상에서 제일 깨끗한 물이다.

지구상에 모든 생명들은 순수를 먹고 산다. 빗물도, 이슬도 순수고 깊은 산 속 옹달샘도 순수에 가까운 깨끗한 물이다. 순수는 식품, 제약, 반도체, 원자력 등 인간생활 모든 곳에서 알게 모르게 중요하게 사용되고 있다.

우주 비행사도 먹는 물은 순수를 사용한다고 하는데. 유독 우리가 먹는 물에서만 순수가 아닌 미네랄을 강조한다.

질 좋은 미네랄은 식품에 모두 있다는 사실 하나만으로도 더이상 묻고 따질 이유가 없지만 그래도 대부분의 사람들은 물속 미네랄이 영양이라고 굳게 믿고 있다.

잘못된 지식이다.

이익 우선인 상업의 이기와 기만의 속성 때문이다.

먹는 물과 미네랄 개연성이 아닌 과학으로 통찰한다.

진리의 힘 건강통찰

별난 인생

본서 (물)이해를 위해 필자의 별난 (물)인생을 소개한다.

필자의 이름은 양한수(楊漢洙), 독해하면 버들(양)큰 물(한)물 가(수)다. 물을 좋아하는 버들이 큰 물(한강)가에 있다는 뜻이다. 아버지께서 낚시를 하시는 중에 태어났다고 지은 이름이다. 필자는 이름대로 물과 깊은 관련 있는 인생을 살았다. 물을 분석하고 연구하고 물을 다스리는 일이다.

이름을 독해하면서 물을 가지고 큰일 낼 사람이라고 한다.

필자는 큰 물 바다 해, 해병대를 시작으로 해운항만청 바닷길 지도 제작팀, 대일 외항선, 그리고 물을 분석하고 연구하고 물을 다루는 수처리 전문 엔지니어로 25년이다.

공장에서 생산에 필요한 용수(물)를 설계, 제작하는 일이다.

담수(B/T/W) 해수담수(S/W) 순수, 연수 등 식품, 제약, 반도체, LNG, 원자력, 도금, 염색, 축전지, 실험실의 순수, 초순수 제조 장비들과 일일 수만 톤 공장 정수시설, 농진청 물 강의 및 공동연구 특허 등록, 군부대 순수장비 강의, 각종 폐수를 필터 무 교환방식의 정수 장비 특허 등록, 그리고 여수 산업단지 폐수 재활용 380억 국가 지원 사업 기술 고문과 S실업 삼척 해양 심층수 650억 프로젝트 기술

고문으로도 있었다.

90년 당시만 해도 초순수 제조 기술은 미국에는 보편화 되어 있었지만, 한국에서는 아직 생소한 고급 기술이라는 점에서 국내 언론사인 조, 중, 동, 매일, 경제 신문과 해외 잡지에 필자의 이름으로 기술을 소개한 적도 있었다,

당시 초순수는 개념도 생소했던 시절, 필자는 그때부터 먹는 물의 중요성을 깨닫고, 직접 제조한 고순도 초순수를 먹는 생활을 하였다. 물론 미국의 의학박사인 '폴씨 브레그 박사'께서도 수십 년 전부터 순수를 먹은 사람으로 알려졌지만, 필자는 순수보다 더 깨끗한 고순도 초순수를 먹은 것은 세계 최초의 한사람일 것으로 생각된다.

순수는 고도의 기술을 요하는 첨단 과학 분야에서도 사용되지만 식품, 제약, 에는 필수 조건이고 우주 비행사도 먹는 물은 순수를 사용한다고 한다.

순수는 알게 모르게 우리 생활 곳곳에서 아주 중요하게 사용되고 있지만, 유독 먹는 물에서만 순수가 아닌 미네랄을 강조하게 된 것은 이익 앞에서는 물, 불을 가리지 않는 상업이 그 중심에 자리하고 있다는 사실을 알게 된다.

하지만 인간이 먹어야 할 물은 세상에서 가장 깨끗한 물, 순수가 건강을 지키는 최상의 물이라는 것을 강조하고 싶다.

수처리 사업을 하면서 미국의 '폴 씨 브레그' 의학박사의 '물과 건

강' 그리고 노벨 의학상 수상자 '앙뜨레 미셀 르보프'의 감기에 대한 진실을 통해 먹는 물이 건강에 미치는 영향이 크다는 것을 알고, 필자가 순수 제조 전문가로서 직접 제조한 고순도 초순수를 수십 년 마시며 생활해보니, 언론에서 경험하지 못한 일부 학자들, 그리고 자칭 물 전문가라고 하는 정수기 종사자들까지 순수에 대한 왜곡된 말을 하는 것을 보고 순수를 직접 경험한 전문가로서 몇 가지 오해와 진실을 밝히고자 한다.

먹는 물이란?

물을 모르는 사람은 없다. 하지만 사실은 대부분 물을 몰라도 한참 모른다. 몸은 약 70% 피는 98%가 물로 채워져 있기 때문에 몸은 수질에 따라 건강이 좌우된다.

현재 우리가 먹는 물을 분석해보면 눈으로는 깨끗하게 보이지만 그 속에는 먹어서는 안 되는 이물질 찌꺼기들이 허용 기준치라는 명목으로 자리하고 있다.

대표적인 것이 칼슘, 마그네슘이고 일반세균, 대장균, 납, 불소, 비소, 셀레늄, 수은, 시안, 동, 세제, 아연, 철, 망간, 황산이온, 알루미늄, 방사능, 질소, 염소, 카드뮴, 붕소, 브롬산염, 우라늄, 페놀, 세

슘, 파라티온, 포름알데히드 등 45개 항목이고 수소이온 농도 5,8~
8,5가 허용 기준치다.

중요한 것은 물속 칼슘은 석회석 돌가루라는 사실이다. 우리 몸에
치석, 요석, 담석 등 돌(결석)들이 많은 이유다. 몸에 영양이 되는 미
네랄은 물이 아니라 식품에 들어 있다는 사실 하나만으로도 더 이
상 설명이 필요 없을 것이라는 것도 모르는 사람은 없다.

미네랄은 우유, 멸치, 다시마, 시금치, 채소와 육류, 수산물, 해산
물, 모든 식품에 질 좋은 미네랄이 충분히 들어 있다.

그런데 왜 물에서 미네랄을 찾는가?

물의 종류

물의 종류는 크게 나누어 연수, 경수, 지하수, 순수, 해양심층수,
광천수, 이온수 등이 있지만 여기서는 연수, 경수, 지하수, 순수, 해
양심층수만 기술한다.

◆ 연수

연수는 부드러운 물을 연수라고 한다.

연수는 부드러울 연(軟)자를 영어는 Softener라고 한다.

기술로는 칼슘, 마그네슘 등을 Na이온과 교환 제거한 물이다. 용도는 염색, 보일러, 목욕, 세탁용으로 많이 사용하며 건물 배관에 스케일 방지를 위해 보일러용으로 필수다.

연수는 Na 이온이 많아서 먹는 물로서는 부적합하다.

◆ 경수

경수는 연수와 반대로 센물이라고 한다.

칼슘, 마그네슘이 많이 들어 있기 때문이다.

한자로 딱딱할 경(硬) 영어로는 Hardness라고 한다.

경수는 공업, 산업 어디에도 못 쓰는 물이다

경수로 세탁을 하면 비누가 풀리지 않아 세탁이 안 되고, 목욕을 하면 하얀 가루인 탄산칼슘이 몸에 달라붙어 피부질환을 일으키기도 한다. 경수는 지하수에 많지만, 특히 광산 지역에서 많이 용출된다. 상수도 수질 기준에는 300mg/ℓ로 많이 높은 편이다.

◆ 지하수

지하수는 수처리 용어에서 천의 얼굴을 가진 물이라고 한다.

지하수는 지역과, 절기와, 건기와 우기, 주위 환경변화에 따라 물이 다르고 변하기 때문에 천의 얼굴 이라고 한다.

그래서 수처리 기술에서 지하수가 제일 어렵다.

지하수를 개발했지만 물이 나쁘면 다시 덮어 버린다.

지하수에는 유기물 보다 주로 광물질이 많이 용출된다.

칼슘, 마그네슘은 물론이고 철, 망간, 불소, 비소, 등 금속 비금속과 그 화합물, 방사능, 발열물질 생물 슬라임, BOD, COD 등 처리 방법도 다양하게 아주 많다.

지하수에는 광물질이 많고. 광물질은 인체에 해롭다.

◆ 순수

순수는 이 책에서 제일 중요한 부분이기도 하지만 일반인들은 순수를 잘 모르는 이유와 오해도 있다.

순수는 간단한 몇 마디 설명으로 이해가 어렵기 때문에 전문가의 도움이나 잘 정리된 글에서 이해를 구할 수 있다.

순수는 일반 물과 다르게 변하지 않아 진리같이 파란 보석에 비유한다. 일반 물은 찌꺼기와 세균들로 부패하여 변하지만, 순수는 보석처럼 영원히 변하지 않는다.

물이 몸에서 하는 일 중 하나는 청소 기능이다. 우리 몸속에는 독소와 찌꺼기들이 쉼 없이 만들어지고 있기 때문이다.

몸속에 만들어지고 쌓이는 독소와 찌꺼기들은 청소해야 한다. 청소는 깨끗한 물로 해야 한다. 물에 찌꺼기가 있으면 청소를 해도 찌꺼기는 남는다.

먹는 물을 유리에 뿌려 건조시킨 후 남는 얼룩이 찌꺼기다. 순수는 얼룩이 없다. 순수는 용해 용적량이 크기 때문에 일반 물보다 더 깨끗하게 청소를 한다.

반도체도 생산 마지막 단계에는 초순수로 세척한다. 기가급 반도체 세척은 초순수(18,275㏁/㎝/25℃)가 아니면 찌꺼기로 회로에 문제가 생겨 불량품이 된다.

인체 몸속 청소도 마찬가지다.

우리가 지금 먹는 물은 법적 기준치라는 이름으로 이물질 이 많다. 한마디로 물이 깨끗하지 못하다는 말이다.

증류수를 일반적으로 순수라고 한다. 하지만 하늘에서 내리는 빗물도 증류수와 같은 수준의 전도도 5㏁/㎝/25℃급의 순수라는 사실을 아는 사람은 드물 것이다.

순수는 물 분자인 H_2O만 존재하고, 수소이온 농도 7.0 전도도 1㏁/㎝/25℃ 이상이면 순수라 하고 17㏁/㎝/25℃ 이상이면 초순수라 하고 18,275㏁/㎝/25℃는 극 초순수라고 한다.

빗물이 증류수와 같은 순수라는 사실은 지구상 모든 식물과 동물은 자연이 주는 순수를 공급받고 있다는 것은 개연성이 아닌 과학이고 불변의 자연 법칙이다.

성경에서 인간 첫 조상 아담이 먹은 물도 지하수가 아닌 하늘에서 내리는 빗물인 순수를 먹었고, 인간이 바라는 이상의 땅 유토피아, 파라데이소스, 무릉도원, 같은 곳에서도 먹는 물은 순수라는 사실에는 개연성이 아닌 불변의 확실성 이다.

사실이 이러함에도 우리는 찌꺼기가 많은 지하수를 법으로 허용하는 깨끗한 물로 착각하고 기분 좋게 먹고 있다.

순수는 첨단 과학기술 분야인 반도체, 원자력, LNG, 제약, 식품,

각종 연구실과 우주 비행사도 먹는 물은 순수를 사용한다고 한다.

하지만 세상은 순수를 먹지 못하는 물, 먹어서는 안 되는 나쁜 물로 인지 심리에 대못을 박아 놓은 것이다.

이익에는 물, 불을 가리지 않는 이기와 기만의 속성이 숨어 있어 혹여 상업의 덫에 걸린 것은 아닐까 하는 생각도 한다.

순수, 오해와 진실을 개연성이 아닌 과학으로 통찰한다.

◆ 해양 심층수

해양 심층수는 육지에서 수 킬로 먼 바다 밑 200m 이하 수백 미터 아래에 물의 흐름이 완속 상태의 물을 해양 심층수라고 한다. 여기에는 칼슘, 마그네슘, 칼륨 등이 안정적으로 존재한다고 하여 한때 일본에서 많은 투자를 하였으나 실패한 것을 한국에서 동해 앞바다 수질 분석을 해보니 일본 해양 심층수보다 수질이 우수하다는 결론을 내리고 공업용, 산업용 및 먹는 물로서도 좋다고 하여 H그룹 자회사를 필두로 울릉도 앞바다와 동해안 삼척, 양양, 포항에까지 엄청난 투자를 하면서 한때 산업의 쌀로 주목을 받은 것이 해양 심층수다.

한국에서 일본 학자가 칼슘, 칼륨, 마그네슘을 1:2:1이라는 이론을 좋게 받아드려 해수 담수화로 제거한 미네랄을 다시 첨가하는 웃지 못할 일도 있었다.

필자도 한때 S실업 삼척 해양 심층수 650억 프로젝트 기술 고문으로 사업계획서, 설계도까지 완성하였으나 기타 이유로 포기하였다.

나쁜 물, 좋은 물

◆ 먹어서 나쁜 물

자연 상태의 강물, 지하수, 바닷물을 먹는데 적합하도록 수질기준을 법으로 정한 물을 먹는 물이라고 한다.

수질 기준이란 먹는 물에 존재해서는 안 되지만 기술적으로 어쩔 수 없어 특별히 허용하는 기준이다. 기준치와 항목은 나라마다 약간씩 차이가 있지만, 한국에서는 45항목이 있다.

수질 기준에 포함된 대표적인 것이 칼슘, 마그네슘이다.

45가지 항목은 근본적으로 인간이 먹으면 안 되지만 그래도 대량 공급을 위한 환경과 기술이 제거하는데 어려움이 있어 어쩔 수 없이 허용하는 최소단위 수치다. 어쩔 수 없이 허용은 하지만 먹어서 좋을 것 없다는 말이다.

이것이 우리의 현실이고 개선이 요구된다.

◆ 먹어서 좋은 물

물은 언제나 깨끗해야 한다.

특히 인간이 먹는 물은 더 깨끗하고 안전해야 한다.

순수는 세상에서 가장 깨끗하고 가장 안전한 물이다.

순수는 물 분자인 H_2O 외에는 아무것도 없기 때문이다.

순수는 깨끗한 물이기 때문에 첨단 기술 분야에도 사용되지만, 인간이 먹어야 할 최상의 좋은 물이다.

순수는 다른 물보다 용해 용적량이 크기 때문에 세정력이 뛰어나 장 청소는 물론, 피를 맑게 하고, 피부 주름과 탄력, 노화억제로 젊음을 유지하는 데 효과적이기 때문에 건강을 위해서라면 순수를 마시는 것이 좋다.

지상의 모든 생물은 순수를 공급받고 살아간다.

하늘이 공급하는 빗물과 안개와 이슬도 순수이기 때문이다.

빗물이 순수라는 사실은 지구상에 존재하는 모든 생명체들은 순수를 공급받고 있다는 사실이고, 인간을 포함해서 모든 동, 식물이 먹어야 할 물은 순수라는 사실은 불변의 진리다.

불변의 지식도 먹는 물 순수도 진리다.

순수는 가볍고, 부드럽고, 깨끗하여 목으로 잘 넘어가기 때문에 물을 더 많이 마실 수 있어 수분 부족에 도움이 된다.

많은 사람들은 수분 부족으로 건강에 문제가 많다는 것을 잘 모르기도 하지만 아직은 건강하다는 이유로 수분 부족을 심각하게 느끼지 않는 것이 문제다.

나이가 들면서 문제에 직면하면 때늦은 후회를 한다.

순수는 나이가 어릴수록, 태아기부터 좋은 영향을 받는다.

순수는 몸에서 순환이 빠르기도 하지만 세포벽을 자유롭게 넘나들어 피를 깨끗하게 하는 능력도 탁월하다.

순수는 변하지 않고 썩지 않기 때문에 보석에 비유하지만
세상은 순수를 못 먹는 물, 죽은 물로 알고 있다.
상업의 덫 오해다.
필자는 이것을 '세상적 진리'라고 한다.

'세상적 진리'

진리란 어떤 경우에도 변하지 않고 변할 수 없는 것이지만, '세상적 진리'는 잘못된 것이기에 수시로 변한다.

당시에는 정론 불변 같던 것이 세월의 흐름에 따라, 생활에 뿌리 내린 상식의 논리도 문화와 세대에 따라 새로운 지식으로 포장, 재 포장 되어 세상 진열장에서 유행 따라 잠시 나타나고 사라지는 것을 '세상적 진리'라고 한다.

'세상적 진리'에는 가시가 있고 가시의 피해는 국민 몫이다.

지식이 엉터리면 재앙이 온다는 말이다.

'세상적 진리'의 발원지는 일부 영향력 있는 사회 명사라는 점잖은 분들이 자신의 존재 가치를 높이기 위해 학자라는 이름을 목에 걸고 고차원의 알 수 없는 이론을 앞세워 깜짝쇼로 나타나는 약간 빗나

간 발상이 문제다. 학자라는 이름만 목에 걸면 진리로 믿어 줄 것이라는 착각 때문이다.

언론에서 가끔 경험하는 것이지만 이들의 말 한마디에 많은 사람들이 좌편향 우편향으로 쏠림 현상이 나타나면 시장 경제에 미치는 영향이 적지 않다는 것이 또한 우려하는 사실이다. 천금 같은 내 몸과 알토란같은 내 호주머니를 생각해서라도 흔들리지 않는 자기중심적 중용(中庸)의 가치에서 고민해볼 일이다.

인간의 행동 근원

인간의 행동 근원은 사고(事故)에 달려 있다.

알고 행하는 것과 모르고 행하는 것은 결과의 차이다. 인간은 생각한 대로 행동하고 행동한 대로 결과를 거두기 때문에 올바른 사고는 좋은 결과로 나타나지만 잘못된 사고는 분명 나쁜 결과로 나타난다. 결과가 곧 그 사람의 생각이고, 생각이 곧 그 사람의 행동이고, 행동의 결과를 보면 그 사람의 생각을 알게 된다는 방정식도 성립된다.

그러므로 사고는 행동과 습관, 인격 그리고 운명으로까지 직결되어 있다는 것이 인과응보, 심은 대로 결과를 만든다.

생각의 힘이 인생관으로 직결되어 있다는 것을 알면 사고를 보다 다이나믹하게 만들어가는 노력이 필요하다.

알고 모르는 것에 차이는 없다. 하지만 행동에서 나타나는 결과에는 분명 차이가 있기 때문에 우리는 배우고 익힌다.

더 좋은 결과를 위한, 배우고 익히는 노력이 곧 인생이기 때문이다.

대학 나온 젊은이가 물에 미네랄, 대학에서 헛배운 것이냐고 반문한다. 경험하지 못한 수직교육 일수도 있고 사자 같은 상업의 덫일 수도 있다.

한때 지구가 평평하다는 것이 상식이었지만 때가 되니 지구가 둥글고 자전한다는 것이 진리로 증명되었고. 상호 모순투성인 진화론도 그러하다.

물에 미네랄도 영양이 아니라는 사실도 그러하고, 먹는 물은 순수가 진리라는 것이 과학으로 증명되었다.

미네랄이란?

미네랄(Mineral)이란 원소(元素) 중에서 유기질을 뺀 광물질(鑛物質)

을 총칭하는 말이다.

어원은 중금속(Heavy Metal)이라는 단어에서 파생되었으므로 미네랄은 금속 원소라고 보면 맞다. 미네랄은 흙(땅)에도 있고 식품에도 있으며, 미네랄은 모든 물질의 단위 원소다.

인체에는 칼슘, 칼륨, 마그네슘, 인, 철, 구리, 산소, 질소 등 약 17가지의 원소들이 있다고 한다.

그중에서도 제일 많은 것이 칼슘, 마그네슘이다. 칼슘, 마그네슘은 기능적 미네랄로 분류한다. 미네랄은 무기 미네랄과 유기 미네랄 두 가지가 있다. 무기 미네랄은 땅속에 있는 것이고, 유기 미네랄은 식품에 있는 것이다.

무기 미네랄은 인체가 사용할 수 없어 해가 되고, 유기 미네랄은 인체에 영양이 된다. 인체가 사용할 수 없는 것이 몸에 계속 들어오면 쌓이고, 쌓이면 뭉치고, 뭉치면 돌이 된다.

우리 몸에 치석, 담석, 요석, 결석 돌들이 많은 이유다.

몸에 많은 돌들, 불교에서는 오랜 공덕으로 생긴 '사리'라 하고 과학은 이를 '결석', 돌이라고 한다.

칼슘에 숨은 진실

칼슘, 마그네슘의 숨은 진실을 알아보자.

칼슘, 마그네슘은 한마디로 석회석 돌가루라는 사실이다. 칼슘, 마그네슘은 땅속에서 물을 통해 용출된다. 산업용, 공업용에도 사용 용도가 많아 공장에서도 생산한다.

칼슘 원석인 석회석을 약 1,000℃에서 10시간 정도 소성시켜 물을 부으면 회색 가루가 나오는데 이것이 생석회, 소석회라는 것이고 농업 공업 시멘트 원료 등 다양하게 쓰인다.

소석회를 유기산(스테아린)에 중화시키면 백색 가루가 만들어지는데 이것이 물에서 용출되는 백색 탄산칼슘이다.

탄산칼슘은 도료, 제지, 신발공장 등 각종 공업에 사용된다. 칼슘이 많은 물을 증발시키면 남는 가루가 탄산칼슘이다. 칼슘, 마그네슘은 성질이 딱딱하여 경도 총칭으로 불리고 이들이 많은 물을 경수라고 한다. 물에 있는 칼슘, 마그네슘은 생활용, 공업용, 어디에도 사용할 수 없다.

돌가루이기 때문에 꼭 필요하다면 레미콘 생산 공장에서나 요긴할 것이다.

먹는 물에 미네랄

인간이 집단으로 모여 살면서 만들어진 것이 상수도다.

상수도는 사람이 그냥 먹을 수 없는 강물을 안전하게 먹을 수 있도록 정부가 법으로 정한 먹는 물 중 하나다.

하지만 상수도는 법으로는 안전하지만 환경과 생산기술 과정에서 깨끗하지 못하다는 것이 문제다.

여기에 상업(기업)이 상수도의 수질을 우려하면서 끼어들기를 한 것이 대동강물도 팔아먹었다는 봉이 선달님 후예들이고 이들은 지하수를 개발 먹는 샘물로 등록, 상수도와 한판 승부로 강조한 것이 미네랄이다. 먹는 물은 깨끗한 것 하나면 충분하지만, 물에 미네랄은 차별화한 것이 문제다.

여기에 정수기도 합류, 내 것이 최고라고 하는 수많은 종류의 정수기가 있지만 알고 보면 '도토리 키재기'다.

먹는 물은 깨끗한 것 하나면 충분하지만, 경쟁력은 기업의 생사가 걸린 문제이기 때문에 특별히 강조할 것이 미네랄밖에 없었던 모양이다.

하지만 미네랄에는 유기 미네랄과 무기 미네랄이 있고 유기 미네랄은 식품에 있는 것이고, 무기 미네랄은 땅속에 존재하든 것인데, 이

둘은 화학 기호는 같지만, 인체에 미치는 영향은 하늘과 땅 차이만큼 크다는 사실을 무시하고 통합 미네랄로 구렁이 담 넘어가듯 '에라 모르겠다.' 식으로 밀어붙이기를 한 것이 먹는 물속 미네랄이다.

무기 미네랄은 인체가 사용하지 못하는 돌가루라는 사실에 생각을 다시 해야 한다.

상업(기업)은 순수를 만들어 팔고 싶었지만, 당시에는 기술도 기술이지만 제조비용이 많이 들어 엄두를 내지 못하고 '에라 모르겠다.' 미네랄로 밀어붙인 것으로 생각된다.

그리고 미네랄이 영양이라고 쐐기를 박은 보조 발원지가 일부 학자님들, 자칭 물 전문가라는 정수기 종사들이다. 이들은 미네랄이 없는 물은 물고기도, 식물도 살 수 없고 먹으면 설사를 한다고 한수를 더 뜬다.

일부 학자님들은 사자 같은 기업의 압력과 회유로, 정수기 회사는 한 푼 수익을 더하기 위해서다.

하늘에서 내리는 빗물도 순수고, 안개도 이슬도 순수다. 자연의 모든 생명체들은 순수(빗물)를 공급받고 있다. 순수(빗물)는 식물도 물고기도, 죽지 않고 사람이 먹어도 설사는커녕 몸을 더 깨끗하게 하고 더 젊고 건강하게 한다. 사람도 식물도 먹는 물 순수는 자연의 법칙이다.

그런데 왜 유독 먹는 물에만 미네랄을 강조하는가?

이익을 우선하는 상업이 그 중심에 있기 때문이다.

양파를 순수와 수돗물에 같은 조건으로 성장 실험을 했다.

순수와 수돗물 두 가지 물에서 성장 속도가 달랐다.

순수가 성장에 미치는 영향은 삼투작용 때문이다.

삼투작용이란 생물의 세포가 물의 농도차이를 이동 균형을 이루는 자연 현상이다. 순수는 생물성장에도 탁월함을 보여주는 흥미로운 실험이다.

순수와 수돗물에 양파 실험

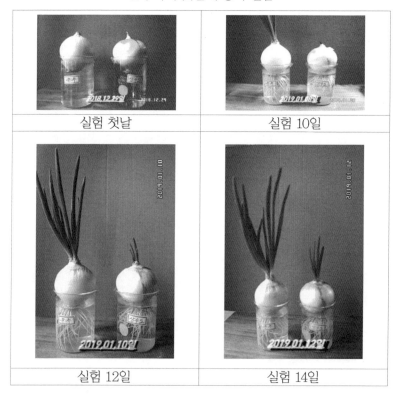

| 실험 첫날 | 실험 10일 |
| 실험 12일 | 실험 14일 |

진리의 힘 건강통찰

순수는 농도 차에 의한 삼투현상으로 성장이 빠르다.

순수에 물고기를 키워보았다.

세상에 알려진 것처럼 죽지 않았다.

먹이만 주니 수돗물보다 더 건강하게 사는 것으로 나타났다.

미네랄의 속성

물과 식품에 미네랄은 어떻게 다른가?

물에 미네랄은 땅에서 존재하던 무기 미네랄이고, 식품에 미네랄은 식물이 땅에 있던 무기 미네랄을 활성화 시켜 유기 미네랄로 바꾸어 놓은 것이다.

동물은 무기 미네랄을 소화하지 못하여 식물이 대신한 것이 유기 미네랄이다. 백과사전에서는 이것을 독립 영양과 종속 영양이라고 한다.

인간이 생명을 유지할 수 있는 이유는 식물 때문이다. 식물은 미네랄을 포함 각종 영양소를 만들어 인간과 동물에게 공급하고 있다. 인간과 동물은 식물에 의해 생명을 유지하고 있다. 고마운 식물이다. 식물이 공급하는 미네랄을 무시하는 것은 고마운 식물을 배신하는 행위다.

물에 미네랄은 인간이 소화하지 못하지만, 식품에 미네랄은 인간에게 필수 영양소다. 우유, 치즈, 두부, 콩, 상추, 멸치, 굴, 및 각종 채소, 과일, 건과류, 해산물, 수산물, 육류, 등에서 얻을 수 있다. 식품은 인체에 유익한 모든 영양소를 공급한다.

그런데 왜 물에서 미네랄을 찾는가?

과장법

인간이 행동하는 동기는 이익에 비례한다. 이익 우선인 상업은 이기와 기만(속임수)이 대세다.

불완전한 인간이 만든 상품은 완전함이 없기 때문에 상품의 경쟁 가치를 높이기 위해 가능하면 완전에 가까울 수 있는 무리수를 쓰는 것이 과장법이다.

정직해야 할 식품은 좀 더 심하다. 이익 우선인 상업은 정직과 멀어지면서 이기에 의한 기만 속성이 대세로 나타나는 현상이 과장법이다.

진짜라는 과장법이 있다. 우리 사회는 진짜라는 말이 홍수를 이루고 있다. 진짜 꿀, 진짜 참기름, 꿀사과, 꿀수박, 사탕에도 꿀이 붙고 사랑에도 진짜라는 과장법을 즐겨 사용한다. 그러나 진짜라고 산

참기름이 가짜고, 진짜 꿀도 설탕 넣은 가짜고, 진짜 사랑해도 알고 보니 이기적이고 기만적인 가짜 사랑이더라. 상품 앞에 붙는 진짜는 가짜라는 명분으로 뿌리 깊은 가짜 문화가 되어 버린 지가 오래다.

상업의 과장법은 인간의 이기적 욕망에 의한 것이고, 상업 역사와 맥을 같이 한다.

우리는 이런 문화에서 속기도 하고 속이기도 하지만. 상업의 기만(欺滿)이 세상 흐름의 대세라는 것을 알면 우리는 자신을 보호할 중용(中庸)의 지혜가 요구된다.

독립 영양과 종속 영양

독립 영양은 식물이 땅에 뿌리를 내려 땅속에 있는 무기 미네랄을 광합성이나 질소 고정에 의해 무기 미네랄을 유기 미네랄로 전환 스스로 영양으로 사용하는 것을 독립 영양이라 하고 종속 영양은 동물과 사람은 땅속에 천연으로 있는 무기 미네랄을 스스로 영양화하지 못하고 식물이 무기 미네랄을 유기 미네랄로 만들어놓은 것을 영양으로 사용하는 것을 식물에 의한 종속 영양이라고 한다.

-파스텔-백과사전, 두산-백과사전(식물의 독립영양)

식물과 동물은 주어진 환경과 법칙에 따라 독특한 생리현상으로 생명을 유지하는 것이 자연법칙이다.

이것은 생존을 위한 자연의 명령이기 때문에 거역하면 지구를 떠나야 한다. 우리는 이 법을 먹이사슬이라고 한다.

지구상의 모든 생명(인간을 제외한)은 먹고 먹이는 먹이사슬로 생존하기 때문이다.

식물의 영양과 동물의 영양이 따로 있다는 말이다. 물에서 영양을 찾는 것은 자연을 거역하는 행위다. 자연을 거역하면 각종 문제에 직면한다. 우리는 배가 고프면 음식을 먹어야 하고, 비가 오면 우산을 써야 하고, 추우면 옷을 더 입어야 한다. 이것이 자연의 법칙에 순응하는 것이다. 물에서 미네랄을 찾는 것은 몸에 돌을 만들어 문제에 노출, 자연의 법칙을 거역하는 것이다.

자연을 거역하면 지구를 떠나야 한다.

인체와 무기미네랄

식물이 만든 유기 미네랄은 인체가 받아드리지만, 땅속에 존재하던 무기 미네랄은 왜 인체가 받아드리지 못하는가?

이 질문에는 아직 어느 누구도 답을 내지 못하고 있다.

필자는 이 질문에 답을 얻기 위해 충북 국립대학교 화학 및 식품 영양학 교수를 업무상(물) 만났다.

1시간여 토론으로 내린 결론을 정리해 본다.

첫째, 캡슐 이론이다.

무기 미네랄은 피복(캡슐, 코팅)없는 원소를 식물이 동물을 위해 피복을 입힌 것이다. 인간이 먹어 필요한 곳에 닿으면 피복이 제거되어 자기 기능을 수행 할 것이라는 이론이다.

둘째, 주파수 이론이다.

무기 미네랄의 주파수는 식물만이 활성화할 수 있고, 식물은 동물이 소화할 수 있는 주파수로 변환하도록 설계되었다면, 인간은 식물에 의한 종속 영양으로 가능할 것이다.

이 이론은 물, 이론 권위자라고 알려진 아무개 박사가 누구도 보지 못한 물 분자의 고리형, 사슬형, 오각형, 육각형 이론으로 물이 고체, 액체, 눈, 얼음, 온도와 같은 자연 생태 속에서 일어나는 변화가 생물에 미치는 영향 등을 과학적 논리로 기술한 것처럼 정리해 본 것이다.

미네랄의 기능

미네랄은 인체에 필요한 기능적 영양소다. 미네랄은 신체를 구성하는 기관 요소에서 활력, 조정, 촉진, 역할을 하며 몸의 성장과 유지, 건강을 도우며 몸의 균형과 안정적인 삶을 누릴 수 있게 하는 필수 영양소이다.

인체는 약 70%의 수분과 산소, 탄소, 인산, 칼슘 등 약 17가지의 화학 원소로 구성되어 있고 피는 98%가 물이다.

더욱 세분화하면 보통 사람의 경우 칼슘 2.25g, 인산염 2.50g, 칼륨 1.68g, 마그네슘 및 나트륨 2.8g, 그 밖에 철, 구리 등이 약간 있으며, 산소 65%, 탄소 18%, 수소 10%, 질소 3%라고 한다.

일리노이 대학의 세계적인 해부학 교수인 '할리먼센 박사'가 학계에 보고한 내용이다. 할리먼센 박사는 성인 몸무게 70kg 중 미네랄 함량은 중간 못 하나 만들 수 있는 양이라고 한다.

그리고 그 가치를 돈으로 환산하면 미화 110센트, 우리 돈으로 환산하면 약 1,500원 정도밖에 안 된다고 하여 실망스러워하는 학자도 있다. 어느 학자는 1,500원짜리 몸에 수백만 원짜리 귀금속으로 몸을 감싸고 있다는 것도 흥미롭다고 한다.

미네랄은 우리 몸에 꼭 필요한 원소이지만 꼭 필요한 영양소는 식품에 들어있는 유기 미네랄이다.

혼동하지 마시기 바랍니다.

생물의 생존 법칙

지구라는 행성은 하늘, 땅, 물, 바다에까지 다양하고 수많은 생명체들로 우글거리고 채워져 있다.

이들 생물들은 생명유지를 위해 각자 주어진 법칙이 있다. 식물은 뿌리를 통해 땅속 무기 미네랄을 취하여 스스로 영양화 하여 생명을 유지하기 때문에 독립영양 생물군으로 분류하고, 동물은 땅속의 무기 미네랄을 스스로 영양화할 수 없어 식물에 의한 생명을 유지할 수밖에 없기 때문에 이를 식물에 의한 종속영양 생물군으로 분류한다.

식물과 동물은 각각 주어진 환경과 법칙에 따라 독특한 생리현상으로 생명을 유지하기는 하지만, 동물과 식물은 생명 유지를 위한 연결고리를 벗어나서는 결코 생명을 유지할 수 없는 상호 상생 관계가 자연법칙이다.

식물의 영양과 동물의 영양이 따로 있지만, 이들 동물과 식물은 서로 떨어질 수 없는 고리로 연결되어 있다는 말이다.

식물의 영양은 땅속 미네랄이고 사람의 영양은 식물이 만든 영양소다.

물속 미네랄은 식물만이 영양화할 수 있다. 물에 미네랄을 사람이 영양화하려는 것은 자연법칙을 위반하는 반역 행위다. 자연법칙을 위반하면 지구를 떠나야 한다.

물속 미네랄은 식물만이 영양화할 수 있기 때문이다.

먹는 물 순수

순수는 H^2O 물 분자밖에 없는 물이다.

인간은 신선하고 깨끗한 것만 먹어야 하기 때문에 순수는 인간이 먹을 수 있는 가장 신선하고 가장 깨끗한 물이다.

우리가 먹는 모든 물에는 이물질이 들어 있다.

눈에 보이지 않는다고 깨끗한 물은 아니다. 시각적으로는 깨끗하게 보이지만 물을 분석해 보면 이물질 찌꺼기들이 많이 존재한다.

물을 깨끗한 유리에 뿌려 건조시켜 남는 얼룩이 이물질이다. 물에 칼슘, 마그네슘이 대표적이다. 이것을 미네랄이라고 하는데, 사실은 돌가루다.

우리 몸에 치석, 담석, 요석, 결석이 많은 이유다. 오해와 진실에

진리의 힘 건강통찰

서 고민해 볼 일이다. 혹자는 말도 안 되는 소리라고 하지만 과학적 사실이다. 필자의 오랜 경험이 실험된 과학이다. 먹는 물에 미네랄은 영양이 된다는 말은 경험하지 못한 식자님들의 잘못된 '세상적 진리'다.

운동도 보약도 좋지만, 건강의 우선은 속이 깨끗해야 한다.

속이 깨끗하면 피가 맑고, 면역력이 높아 질병을 기웃거리지 못하게 한다.

순수는 깨끗한 피부와 탄력. 주름억제, 더욱 중요한 것은 더 나은 건강으로 수명 연장이다. 십년을 더 살수 있다면 그 가치는 얼마나 될까?

이것이 인간오복수위선 이다.

행복한 건강을 위해 먹는 물은 순수가 정답이다.

물맛

사람들은 물을 마시면서 물이 맛이 있다, 없다, 좋다, 나쁘다, 물맛에 느낌을 표현한다.

물은 학술적으로는 무미無味, 무취無臭, 무색無色이다.

물은 냄새도 색도 맛도 없다는 말이지만 사람들은 왜 물을 마시면서 물이 맛이 있다, 없다 하는가?

물은 학술적 이론으로는 물맛이 없지만, 엄격히 따져 물맛은 아니지만, 일반적으로 물맛이라고 표현을 한다.

왜냐하면 물속에 존재하는 이물질 찌꺼기들이 가지고 있는 질감, 무게, 맛과 냄새에 따라 무겁다, 싱겁다 등으로 표현하는 것을 총체적으로 물맛이라고 한다.

정리하면 물맛이란 순수한 물맛이 아니고 물속에 들어있는 각종 이물질의 맛, 냄새지 순수한 물맛은 아니다.

칼슘, 마그네슘은 색깔은 백색이라서 눈에는 보이지 않지만, 맛은 약간 떨떠름하고, 철과 망간은 항상 공존하다가 지하에서 지상으로 올라오면 수산화 제2철로 갈색 또는 흑갈색으로, 금속맛과 역한 냄새가 난다.

먹는 물 수질 분석 항목에도 맛, 냄새, 취기 등이 있다.

순수가 아닌 물은 이물질 맛이지 물맛이 아니라는 사실을 혼동하지 마시기 바랍니다.

그러면 학술적인 순수도 물맛이 없는가?

순수는 무미, 무취, 무색이기는 하지만 물맛이 있다. 또한 물맛이 참 좋다. 여기서 말하는 순수의 물맛은 물속에 무엇이 있어 그로 인한 맛이 아니라 물이 가지고 있는 물성 즉 H_2O 물 분자만의 가벼움, 부드러움, 깨끗함, 산듯함, 그리고 적절한 온도 차이가 입의 감각 기능에 작용하면서 나타나는 것을 순수에 대한 물맛이라고 표현한다.

순수 부드럽고, 깨끗한 느낌에 기분을 상쾌하게 할 뿐만 아니라 입에서 목으로 넘어가는 질감이 부드러워 다른 물보다 기분 좋게 많이 마실 수 있다. 여기에 더 좋은 느낌은 물의 온도다. 물의 온도는 약간 차가운 15℃~17℃ 정도가 좋다고 한다. 물론 체질에 따라 차이가 있지만, 대체로 그러하다.

순수는 가볍고, 부드럽지만 순수가 아닌 물은 목으로 잘 넘어가지 않아 대부분 끓이지만 끓인다고 달라지지 않고 오히려 농축될 뿐이다. 순수는 용해 용적량이 크기 때문에 몸속 이물질을 더욱더 많이 배출시킬 수 있다.

건강의 첫째 조건은 속이 깨끗하고 피가 맑아야 한다.

장 청소와 피를 맑게 하는 최고의 물은 순수이며, 순수는 보다 젊음과 건강을 보장하는 불변의 좋은 물이다.

순수를 모르고 물과 물맛을 논하지 마라.

작은 것이 더 중요하다

건강을 위한 조언이다.

천 리 길도 한 걸음부터라고 한다.

일의 시작도 중요하지만 끝이 더 중요하다.

이 말은 작은 것을 무시하면 낭패를 보는 일이 다반사라는 교훈이 담겨있다. 또한 인생길 평행선에서 미세한 요인이 오랜 세월에서 나타나는 결과는 크다는 교훈도 담겨 있다.

우주와 지구, 만물도 작은 것으로 시작되고, 인간의 가치 경영도, 작은 것 하나 때문이라는 것을 생각하면 작은 것의 중요성을 새삼 깨닫게 된다.

작은 것의 중요성을 깨닫지 못하여 후회하는 일들이 많기 때문에 이 교훈은 새겨볼 필요가 있다.

머리카락 몇 가닥을 어떻게 처리하느냐에 따라 자신의 인상을 달라지게 할 수도 있다는 것은 전문가들은 알고 있다.

가랑비에 옷 젖고, 티끌 모아 태산이고, 천길 뚝도 개미구멍으로 무너지고, 1%의 습관이 성공을 거두고, 1%의 희망이 음악 없이도 춤을 추게 하고, 1달러의 가치를 알면 경제학을 알고, 방아쇠 하나가 장전된 100발의 총알을 좌지우지하고, 깨진 유리창 하나가 기업을 망하게 할 수 있고, 기계의 고장도 작은 소리에서 시작한다.

한 사람의 화성이 오케스트라 화음에 혼란을 주기도 하고, 저울의 작은 무게가 기울기에 영향을 준다.

진리의 힘 건강통찰

우주도 지구도 사물도 작은 것으로 이루어져 있다.

일반적인 물질 구조는 분자. 원자, 전자 등으로 알고 있다. 하지만 만물은 더 작고 더 미세한 극미 미립자들로 이루어져 있다는 사실을 아는 사람은 많지 않다.

쿼크, 업, 다운, 스트레인지, 참, 보텀은 현미경으로도 볼 수 없는 분자 구조보다 아래의 작은 미립자들이다. 원자를 입자 가속기에서 빛의 속도로 가속시켜 서로 충돌하게 하여 깨어진 것으로 이론적으로는 더 이상 쪼갤 수 없다는 뜻의 이름이지만 현대과학은 아직도 이들을 쪼개려고 입자 가속기에서 충돌시키고 있다.

10~23승/cm이 상호 작용한다는 꿈의 초 끈 이론과 양자~반(反) 양자를 쪼개어 새로운 입자를 찾고 있다.

우리는 극대와 극미의 무한 세계 속에서 살고 있다.

극미(아주 작음)세계가 세상을 지탱하고 움직이고 있다는 사실을 미처 알지 못했지만, 사실은 그러하다.

명의(名醫)는 작은 것을 볼 줄 알아야 명의라고 한다. 중국 제나라 명의 편작(篇鵲)은 병은 털구멍에 있을 때 알고 고치라고 한다. 병이 털에 있을 때는 찜질로도 고칠 수 있고, 살갗에 있을 때는 침으로도 고칠 수 있고, 위와 내장에 있을 때는 달인 약으로도 고칠 수 있지만, 골수에 있으면 운명의 신이 소관할 일이어서 인간으로서는 손쓸 도리가 없다고 했다.

그래서 명의는 병이 털구멍에 있을 때 고친다고 한다. 기계의 고장은 작은 소리에서 시작된다. 기계장인 명장(名匠)도 고장은 작은 소리로 고친다.

피렌체의 군주론과 의학서에도 "질병은 초기에는 치료하기 쉽지만 진단하기가 어렵고, 병이 짙어지면 진단하기는 쉬우나 치료하기가 어렵다"고 한다.

몸에서 자신도 모르는 사이 일어나는 작고 미세한 해로운 것들이 오랜 삶 속에서 어떻게 작용하느냐에 따라 나타나는 결과는 크기 때문에 건강은 건강할 때라고 한다.

먹는 물속의 미네랄, 작은 알갱이 하나가 오랜 삶 속에서 쌓이고 뭉쳐지면서 돌(결석)을 만들고, 돌은 몸속을 시끄럽게 하고 질병의 초석이 되어 침묵의 살인자로 건강과 생명을 위협한다.

작은 것을 무시하고 방치한 결과다.

칼슘 보충제

뼈와 골다공증에 좋다고 광고하는 칼슘 보충제!

건강을 위해 챙겨 먹은 칼슘 보충제가 부작용이 크다는 연구 결과가 신문 방송에 알려져 충격을 주고 있다. 2013년 한 해 칼슘 보충제 시장 규모만 1,228억 원이다.

이 엄청난 양의 매출을 올리고 있는 거대 제약 회사와 칼슘 보충제 제조업체들은 저마다 제품의 효능을 강조하며 부작용은 거의 없다고 설명한다.

하지만 칼슘 보충제의 부작용에 대해 우려하는 세계적인 전문가들이 많았다. 칼슘 보충제를 지속해서 먹는 사람은 안 먹는 사람보다 심근경색이 일어날 위험이 2배 가까이 높다고 한다.

미국 암협회가 미국인 38만 8천 명을 12년 동안 추적 조사했더니 칼슘 보충제를 복용한 사람들이 복용하지 않은 사람들보다 심근경색 위험이 20% 높았다고 한다.

칼슘 보충제는 무기질로 제조되어 몸에 들어가면 결석(돌)이나 혈전이 되어 몸에 쌓이면 몸은 병이 든다.

전문의의 권고에 의하면 뼈 건강을 위해 칼슘이 필요할 경우 음식을 통해 섭취한다면 칼슘 흡수를 방해하는 단백질이나 지방이 함께 소화되기 때문에 칼슘 보충제를 복용했을 때와는 달리 정상적인 혈중 농도를 유지할 수 있다고 한다.

세계적인 전문가들은 물이 아니라 음식물을 통해 칼슘을 복용하라고 권고하고 있다.

모든 식품에는 미네랄이 충분히 들어있기 때문이다.

산부인과 의사의 말

임산부들은 특히 좋은 물을 마실 것을 권장한다. 좋은 물이란 당연히 미네랄이 없는 순수다. 수정란의 90%, 태반 혈액의 83%, 양수는 100%가 물이다.

이것은 물이 태아 생명의 열쇠를 쥐고 있다는 사실도 된다. 물이 나쁘면 당연히 태아의 수명 단축의 원인이 된다는 사실이다. 산부인과 의사들의 자료에 의하면 임산부들은 마시는 물에 의해서 순산 또는 난산으로 결정된다고 한다.

좋은 물을 마시고 있는 임산부는 입덧이 거의 없고 출산도 쉽게 하며 태어난 아기도 건강하고 출산 후 산모 건강도 양호하여 모유도 많이 나온다고 한다.

임신한 산모들에게 질 좋은 물을 충분히 공급해주는 것이 산모와 태어날 아기의 수명과 건강에 초석이 되는 것이기 때문에 질 좋은 물을 공급하는 것은 참으로 중요하다. 임산부가 질 좋은 물을 충분히 공급하여 태어난 아기는 더욱 깨끗한 피를 가지고 태어날 수 있다.

아기가 깨끗한 피를 가지고 태어난다는 것은 두뇌건강이 좋아 기억력이 더 좋아질 수 있다는 것을 뜻한다. 보고 들은 것을 저장하는 능력은 지식의 근간이다.

배우고도 지식이 부족한 것은 기억력 부족 때문이다. 보고 듣는

생활 정보만 기억해도 지식은 넘칠 것이다. 임산부도 먹는 물은 순수
가 정답이다. 순수를 권장한다.

상업에 숨은 비밀

식품에는 첨가물이 문제고, 먹는 물에는 미네랄이 문제다.

첨가물 개발자 이자 반대 전도사 '아베쓰카샤'는 '식품첨가물'은 인
간이 만든 위대한 속임수라고 한다.

물속에 미네랄도 마찬가지다.

미국 '유에스뉴스 월드 리포트지'는 소아과 의사인 '데이비드 루드
위그'와 마리온네슬레 뉴욕대학 영양학 교수가 '미국의학협회저널'에
발표한 논문을 인용. '식품업계의 비밀 10가지'를 보도했다.

> '정크푸드, 탄산음료, 스포츠음료, 비타민 음료 등은 가공 과정에
> 서 이윤도 창출하지만, 영양소가 파괴되고 다양한 첨가물이 들
> 어가면서 건강에 부정적인 영양을 줄 수 있기 때문에 시민단체
> 에서는 비난한다.
>
> ─중앙일보 2008년 10월 23일

생명 에너지 '물'

"한 샐러리맨이 아침에 샌드위치, 점심에 돼지고기와 김치 볶음, 저녁에 컵라면과 삼각 김밥을 먹었다면 그는 최소 60가지의 첨가물을 섭취했다고 본다."

먹는 물에도 '식품첨가물'에 버금가는 것이 미네랄이다. 먹는 물에 미네랄은 식품이 아닌 땅속에 존재하던 것이기 때문에 인체에 해가 된다. 하지만 기업은 이익을 위한 광고 수단으로 사용한다.

먹는 물 종류가 많은 이유

기업은 만든 상품을 많이 팔아야 하고, 더 많이 팔아야 더 많은 이익이 생기고, 더 많은 이익을 위해서는 상품 다양화로 선택의 조건을 많이 만드는 것이 경영 기법이다.

그래서 물 종류가 이렇게 많아진 것이다.

먹는 샘물, 광천수, 이온수, 미네랄수, 지하염수, 해양심층수, 육각수, 약수, 온천수, 아리수, 백산수, 초정약수, 오색약수, 석간수, 용천수, 정화수, 국화수, 춘우수, 증류수, 소다수, 감로수, 식염수, 등 온천수, 소금물을 건강수로 둔갑시키기도 하고, 먹는 물에 색소까지 타서 철없는 아이들을 유혹 부모들을 당황하게도 한다.

먹는 물은 깨끗한 것 하나면 충분하지만 이렇게 많은 것은 상업 때문이다. 순수를 제외한 모든 물은 '도토리 키 재기'식 미네랄을 강조한다.

인체에 유익한 미네랄은 식품에 있는 유기미네랄뿐이다.

멸치, 시금치, 다시마, 각종 채소류, 육류, 해조류, 등 모든 식품에 질 좋은 미네랄이 풍부하게 들어 있다. 이것으로 더 이상 묻고 따질 이유도 설명도 필요 없지만, 이익을 위한 상업의 광고는 오래 전부터 인지 심리를 마비시켜 버렸다.

경로 의존성이라는 것이 있다. 자연계에서 물체는 스스로 멈추거나 방향을 바꿀 수 없는 것이 운동의 제1법칙 관성이 이다. 관성을 제어하는 것은 외부의 힘이다. 관성이 인간에 투영되면 타성(惰性)이 되고 타성은 늘 하던 방식을 답습하고 웬만해선 바꾸려 하지 않는 경향이다. 경로 의존이다. 타성에 젖은 사람은 변화를 두려워하고 잘못된 습관을 고치지 못한다. 물체의 관성은 질량이 클수록 커지는데 비해 인간의 타성인 경로 의존은 시간이 오래갈수록 벗어나기 어렵다. 사회과학에서는 이를 경로의존성이라 한다.

경로의존성인 타성이 강하면 외부환경이 바뀌더라도 스스로 방향을 바꾸지 못한다. 상업에 의한 경로 의존성은 미네랄이라는 타성에서 인지 심리를 망각으로 멈추게 한다.

생각의 관점이 아닌 망각 현상이다.

인체의 물 구성 비율

물이 인체 조직에 차지하는 구성 비율을 보면, 뇌는 약 75%, 심장은 75%, 폐는 85%, 간은 86%, 신장은 86%, 근육 75%, 혈액은 98%가 물이다.

소변은 하루에 700~1,000㎖가 필요하고, 그 이하가 되면 노폐물 '요독증'이 생긴다고 한다. 보통 성인이 하루 배설하는 물의 평균량은 소변으로 약 1,400㎖, 대변으로 약 100㎖, 호흡으로 약 400㎖, 피부로 약 900㎖ 정도라고 한다.

자신도 모르는 사이 많은 물을 증발시키고 있는 셈이다. 이들을 합하면 수분 배출량은 2, 8ℓ가 된다.

몸 전체 물 비율 혈액의 양은 몸의 1/3에 해당한다.

혈액이 몸 전체를 순환하는 데는 약 46초 정도가 걸린다. 혈액의 성분은 적혈구, 백혈구, 혈소판, 혈장, 림프구로 구성되어 있는데, 그 중 적혈구는 65~70%가 물로 구성되어 있고 혈장은 98%가 물로 구성되어 있다.

혈장에 물 부족 현상이 오면 피가 탁해지고 피가 탁해지면 당뇨, 고혈압 동맥경화 아토피 같은 질환에 노출되기 쉽다. 몸에 물이 부족하면 산소 부족과 더불어 영양소를 세포로 이동하는데 속도가 느려 정상 공급이 어려워지고 동시에 노폐물 체외 배출 과정에서 상당

진리의 힘 건강통찰

한 저항이 걸리게 된다.

이런 과정이 진행된다는 것은 결국 몸 전체에 면역력이 떨어지게 된다는 것이다.

신장을 통과하는 물의 양은 하루 180ℓ 정도 된다.

체중 70kg 성인의 경우 70%가 수분이라고 한다면 49ℓ가 물이라는 계산이 나온다. 물이 하루에 신장을 통과하는 횟수는 4~5회 정도가 된다. 그 가운데 1, 5ℓ는 노폐물과 함께 소변으로 배출된다.

신장은 혈액을 정화하는 하수·폐수 처리장과 같다. 물이 부족하면 이 시스템에 문제가 생기게 되고 그러면 몸에 독소와 노폐물이 쌓여서 혈액이 탁해진다.

소변이 농축되면 요산이 형성되어 통증을 유발하고 칼슘이 빠져나가지 못해 신장 결석 및 각종 성인병과 신장 질환 등을 일으키게 된다.

물의 순환과 성질

물의 화학명은 H_2O이다. 수소 원자 2개와 산소 원자 한 개다. 이들은 응집력에 의해 사슬, 고리 모양으로 연결되어 있다. 두 원자가 전자를 공유, 결합하여 만들어진 것이 물이다. 물의 형태는 약간 굽은 사슬형, 고리형, 육각형, 오각형이 있다고 하지만 정확히 눈으로 본 사람이 없기에 이론적 추측일 뿐이다. 물방울은 응집력에 의한 단위 무게이며, 이러한 물의 응집력으로 동물과 식물이 생명을 유지한다.

식물은 뿌리에서 물을 흡수하여 줄기를 통하여 잎으로 보내면 잎에서는 햇볕에 의해 물 소비가 일어난다.

물이 줄기를 타고 위로 올라가는 원리는 응집력 때문이다.

물의 응집력은 밧줄같이 연결되어 잎에서 수분이 증발됨에 따라 밧줄로 당겨 올라가듯이 식물의 혈관을 통해 가는 물줄기가 물기둥이 되어 위로 끌려 올라가게 된다. 이런 물기둥은 뿌리에서 잎까지 이어진 채 시간당 60m 속도로 이동할 수 있고 3, 2km 높이까지 올릴 수 있다.

나무가 잎에서 수분을 증발하는 증산 작용에 따라 지구상에 수십억 톤의 물이 재순환되어 공기 중으로 돌아가고 또다시 비가 되어 떨어진다.

이것이 식물에 의한 물의 순환 계통이다.

물이 몸에 미치는 특성

생명의 피라는 말에서 볼 수 있는 바와 같이 많은 경우에 피는 바로 생명 자체와 동일시되고 있다. 적절하게도 피의 98%가 물이다.

물은 그것이 가지고 있는 여러 가지 특성으로 인하여 생명을 유지하는 데 아주 적합하다. 예를 들어 물은 다른 어떠한 액체보다 더 많은 물질을 용해할 수 있다. 물은 생명 유지에 필요한 화학 물질들을 가지고 우리의 몸을 이루는 세포벽을 자유로이 넘나들 수 있는 특성이 있다. 동시에 물은 세포 내에서 복잡한 화학 반응을 일으키는 매체의 역할도 한다.

연료를 태울 때 자동차 엔진이 열을 내는 바와 같이 우리가 먹은 음식물이 연소되어 열을 내게 된다.

그러면 '우리의 몸은 어떻게 하여 섭씨 37도의 온도를 계속 유지할 수 있는가?'

물 때문이다!

몸속에 있는 물, 예를 들어 수은이라면 우리의 세포로부터 나오는 열은 체온을 지금보다 30배나 더 빨리 상승시킨다. 그것은 온도를 변화시키는데 물이 다른 대부분 물질보다 훨씬 더 많은 열량이 필요하기 때문이다.

체온을 조절하기 위해 물은 다른 면으로 역할 수행도 한다. 빠른 혈액순환을 통해 열이 전체에 고루 퍼지게 하며 과도한 열은 공기 중으로 발산되도록 피부로 신속히 이동시킨다.

반면 몸이 차가워지면 몸을 구성하는 물속에 저장되어 있던 열은 마음대로 사용되도록 사지에 온기를 공급한다.

이런 독특한 구조로 몸은 발생한 열을 신속히 다 제거하지 못한다. 그러나 물의 다른 놀라운 특성이 작용하게 되는 데 그것은 바로 증발 현상이다.

그것은 어떻게 도움이 되는가?

약 1/2ℓ의 물이 증발되면 그 물의 온도를 1도 올리는 데 드는 열량의 1,100배 정도의 열량을 빼앗아 가게 된다. 미풍이 피부를 스쳐 가면서 습기를 말릴 때 그 냉각 효과를 우리는 느낄 수 있다. 모르는 사이에 매일 피부와 폐의 호흡을 통해서 약 1ℓ의 물이 몸에서 증발되어 많은 열량이 그러한 방식으로 계속 방출되고 있다.

그러나 더운 날이라든지 보통보다 활동을 더 많이 하게 될 때 우리의 땀샘은 더 많은 물을 내놓는다. 하루에 4ℓ 정도를 낼 수 있다. 뚝뚝 떨어지는 땀보다 피부에서 증발되는 땀이 막대한 열량을 소비하게 한다.

그것은 확실히 놀라운 냉각 방식이다.

몸은 물을 원한다

물이 우리 몸의 많은 부분을 차지하고 있으므로 몸에 물을 잘 공급하는 일이 필요하다.

사람이 음식을 먹지 않고 80일간을 생존할 수 있지만, 물을 마시지 않고는 10일 이상을 견디기 어렵다. 몸에 정상적으로 있어야 할 수분 가운데서 한 방울만 부족하여도 곧 갈증을 느끼게 된다. 1~2%만 수분이 부족하면 괴로움과 고통을 느끼게 된다. 5%가 부족하면 살갗이 움츠러들고, 입과 혀가 타며 환각 상태가 시작된다.

15%가 부족하면 일반적으로 빈사 상태가 된다. 우리의 몸은 지금도 계속 수분을 잃고 있다. 피부와 호흡을 통해서 1ℓ 정도 정상적으로 잃는 것 외에 1.5ℓ 혹은 그 이상은 대, 소변을 통해서 잃게 된다.

몸의 체액 균형을 유지하기 위하여 정상적으로 소비되는 2. 5~3ℓ 의 물 외에도 땀이나 심지어 눈물로 흘린 수분까지도 매일 보충되어야 한다.

그러면 "우리는 매일 3ℓ 정도의 물을 마셔야 하는가?" 우리가 심하게 땀을 흘리지 않는 한 그렇지는 않다. 사실상 우리가 필요로 하는 물의 약 1/3은 먹는 식품에서 얻어지게 된다. 그러한 식품은 대부분 물일 경우가 많다.

빵도 약 1/3이 물이다.

체세포들이 우리가 먹은 음식 속에 들어있는 수소(H)를 연료로서 태우려고 산소(O)를 사용하므로 우리의 체세포 내에서 화학적으로 거의 1ℓ 정도의 물(H^2O)이 생산된다는 점은 흥미 있다.

그러므로 우리가 우유, 커피, 주스의 형태로 혹은 직접 물을 매일 대여섯 잔 정도 마시면 되는 것이다. 물은 지상에서 가장 풍부한 물질 중의 하나이지만, 마시기에 적합한 물을 공급한다는 것은 매우 중요한 과제이다.

물은 다른 여러 가지 물질들을 용해할 수 있으므로 정화하지 않고 물을 마시는 것은 안전하다고 할 수 없다.

물이 그러한 효과를 나타내는 이유를 알아보자.

물이 인체에서 하는 일

물이 인체에서 하는 일 중 중요한 기능의 한 가지는 신체로부터 독소와 염분 및 이물질을 몸 밖으로 배출하는 일이다. 하지만 불행하게도 인간은 많은 양의 소금을 사용한다.

수 세기 전부터 현재까지 사람들은 소금이 무엇인지도 모른 채 많은 양의 소금을 사용한다. 일본인들은 세계에서 가장 많은 소금을 먹는 민족이다.

미국인도 소금 소비에 있어서 일본인에 뒤지지 않는다. 한국인들 또한 소금 소비는 일본, 미국과 비슷한 수준이다. 미국인들은 음식에 많은 소금을 넣어서 먹을 뿐 아니라 햄, 베이컨, 핫도그, 런천미트, 콘비프, 감자 칩, 소금을 더해 조리한 땅콩 등 많은 소금이 가미된 음식을 먹는다.

그래서 미국에서는 심장 질환이 제일의 사인(死人)이다.

30대에서 벌써 고혈압, 심부전증, 관절염, 동맥경화 등으로 고생하고 있다. 물은 콜레스테롤 수치를 낮게 하는 데 도움이 된다. 혈색을 좋게 하기 위하여 좋은 물은 아름다움과 건강에 가장 좋은 자연 강장제이다.

인간이 좋은 물을 올바르게 마시게 되면 그들은 보통 물을 마시는 사람보다 더 오랫동안 젊은 모습을 유지할 수 있다. 물은 신체 세포의 수분을 정상 세포로 유지하고 탈수 현상을 방지한다. 얼굴과 목에 주름이 생기지 않도록 하여 오랫동안 젊은 모습을 간직할 수 있도록 해준다.

◆ 무기물과 유기물

화학은 무기물과 유기물 두 가지 종류가 있다. 무기 화학 물질은 인체 조직에 유용하게 사용될 수가 없다. 인체에는 17가지의 유기 광물질이 있는데, 그것은 살아있는 싱싱한 것들로부터 얻은 것들이다.

과일이나 채소를 먹을 때 그 물질은 살아있다. 그런 것은 나무로부터 떨어진 다음에도 일정 시간 동안 생명을 가지고 있다. 육류, 생선, 우유, 치즈, 달걀도 마찬가지다.

유기 광물질은 인체가 건강하게 살아가는 데 있어서 필수다.

인간이 아무것도 살지 않는 무인도에 버려진다면 굶어 죽을 것이다. 비록 발밑 흙에는 무기 광물질이 있지만, 인체는 그것을 생명에 활용하지 못한다. 오직 식물만이 땅으로부터 광물질을 흡수해 이용할 수 있다. 인체는 식물과 같이 화학 작용을 하지 못한다. 다시 말하면 식물만이 땅속의 무기 광물질을 유기 광물질로 전환 시킬 수 있다.

인간은 본능적으로 무기 광물을 거부하게 되어 있다.

◆ 무기물과 동맥경화

석회석 동굴에는 한 방울, 한 방울의 석회물이 떨어져서 거대한 종유석과 석순을 쌓아 놓는다. 이것은 음료수에 들어 있는 탄산칼슘과 같은 무기 광물질이 인체의 내부에 쌓이는 것과 똑같은 과정을 나타내는 것이다. 탄산칼슘이나 석회 같은 것은 시멘트나 콘크리트를 만드는 데 필요한 성분이다. 이런 화학 물질이 인체의 조직 내에 들어와 오랜 시간 동안 신진대사의 과정을 거칠 때 동맥경화를 일으키게 된다.

의사들은 이것을 동맥이 퇴화한 상태라고 한다.

사람들은 동맥 경화는 세월이 지나면 자연적으로 오는 증상인 줄 알고 있지만, 사실은 그렇지가 않다. 나이 들면 노쇠해지고 동맥은 경화된다는 것은 미신적인 생각이다.

매우 훌륭한 의사들도 동맥경화는 치료할 수 없다고 말한다.

기술은 경동맥이나 인후정맥 같은 목과 심장의 굵은 혈관을 플라스틱 인공 혈관으로 대체할 수 있을 때까지 왔다.

또한, 신체의 굵은 혈관에 낀 무기 침전물을 씻어낼 수 있는 값비싼 외과 치료까지도 가능하게 발전했다.

하지만 수 마일에 달하는 전체의 혈관에 비한다면 그런 국소적인 청소가 큰 의미를 가질 수는 없으며 어떻게든 동맥, 정맥, 모세혈관에 낀 모든 무기질의 침전물을 효율적으로 없애야 한다.

◆ **무기물에 의한 뇌경색**

콜레스테롤, 염화나트륨과 더불어 무기 광물질이 인체에 끼치는 가장 심한 손상은 뇌의 작은 혈관을 경화시키는 일이다. 동맥경화와 혈관의 석회화는 태어나면서부터 시작된다. 왜냐하면, 인간은 태어나면서부터 죽을 때까지 무기 화학 물질을 섭취하기 때문이다. 주로 물을 통하여 들어온다.

◆ 신체의 돌들

생화학에 대하여 배우면 배울수록 왜 그렇게 많은 사람이 빨리 늙고 신체적 고통을 당하게 되는지에 대해서 나는 런던의 큰 병원을 방문하여 인체 내의 결석에 대하여 좀 더 많이 알 수 있게 되었다.

왜 인체에 돌이 생기며, 돌들은 건강에 무엇을 의미하는가?

인체 내에서 돌들이 가장 많이 생기는 부위는 쓸개, 신장, 그리고 방광이다. 그 밖에 엑스레이로 가끔 돌을 관찰할 수 있는 기관으로는 위장 뒤에서 내·외분비를 하는 췌장을 들 수 있다. 신체의 어느 부위에 생겼든 결석은 일단 병으로 취급한다. 나의 의견으로는 이 모든 돌은 대부분의 사람이 먹는 균형을 이루지 못한 산성의 유독한 식사와 화학 처리된 음료수, 많은 양의 소금과 포화 지방에서 나온 미끈미끈한 콜레스테롤에 의해서 형성된다고 본다. 불균형한 식사는 인체가 제거할 수 없는 독성 물질을 형성하고 이 독성 물질들이 화학적인 작용으로 돌이 된다. 특히 모든 음료수에 들어있는 탄산칼슘과 같은 무기 광물질이 인체 내에 결석이 생기도록 하는 데 큰 역할을 한다.

◆ 담석

조용한 담석은 담낭 안에 가만히 있어서 담석 통이라 알려진 격렬한 복부 통증을 수반하지 않는다. 그러나 이 조용한 담석도 시끄러운 담석이 될지 모른다.

담석 통은 담낭 그 자체에서만 생기는 것이 아니라 담낭의 분비물과 간의 분비물을 장으로 흘려보내는 송수관에서도 생긴다. 이것은 담낭이 결석을 몸 밖으로 내보내려 할 때 일어난다. 만약 담석이 지나갈 길목이 폐쇄되어 있다면 격렬한 통증과 함께 담낭과 관에 염증이 생긴다.

그리고 만약 돌이 관속을 막게 되면 간은 소화에 필수적인 담즙을 장으로 보낼 수가 없게 된다. 이렇게 되면 간도 이상해져서 그 결과 피부와 눈의 흰자위가 노랗게 담즙으로 인해 변색하는 황달이 일어난다.

조용한 담석 역시 피부의 색깔에 나타난다. 이 경우는 할리우드의 유명한 영화배우였던 '타이론 파워'를 들 수 있다.

그는 굉장한 능력을 갖춘 남자였다.

그러나 그의 눈과 피부는 담석증의 증세가 나타나 있었다. 나는 그에게 생활 방식을 바꾸고 자연적인 방법을 따르라고 권유하려 했다. 그러나 불행하게도 나의 건강 메시지를 그에게 전할 수 없었다. 그 사람은 일찍 사망했다.

만약 내가 그에게 간장 해독의 프로그램을 제공할 수 있었다면 그리고 불균형한 식사와 소금, 무기 광물질로 화학 처리된 물을 마시는 것을 바꾸었다면 그는 아마 좀 더 긴 인생을 살 수 있었을 것이다. 나에게는 담석에 걸려서 영양학적 치료를 받고 있는 사람들이 많이 있다.

그들은 자신의 내부에 생명력이 향상하면 담석을 자연스럽게 작은 창자로 내보내어 몸 밖으로 배설하게 된다.

◆ 신장결석

나의 견해로 신장결석은 그 원인이 탄산칼슘과 같은 무기 광물질이 잔뜩 포함되어있는 화학적으로 무거운 경수 때문이 아닌가 한다.

캘리포니아 사막의 우리 집 아래의 지하 몇백 피트에는 지하수가 흐르고 있다. 이 지하수는 화씨 175도의 뜨거운 물로 탄산칼슘과 탄산마그네슘이 많이 함유되어 있다.

이 물은 이런 무기 광물질들이 곧 파이프 속을 막아버리기 때문에 철이나 강철 파이프는 사용할 수가 없었으며, 오직 동 파이프만이 사용되었다. 온 세계에서 이 광천 마을로 온천을 하러 왔는데 이 온천은 정말 효험이 있었다.

한 가지 예로 이 온천은 관절염이나 류머티즘의 고통을 가라앉혀 주었다. 대개 온천의 온도는 화씨 104도에서 108도를 유지하는데 인체는 정상 체온이 화씨 98. 6도이다.

체온보다 뜨거운 물에 몸을 담그면 체온은 인위적으로 올라가 신체의 9,600만 개의 땀구멍을 통하여 많은 유독성 물질들이 배출된다. 그래서 우리는 땀을 쭉 빼고 나면 산뜻하고 가벼워지는 것을 느낄 수 있다.

그러나 아주 슬픈 일은 이 온천을 찾아오는 사람들에게 무기 광물질이 잔뜩 들어있는 온천수를 마시도록 권유한다는 것이다. 이 온천의 무기 광물질의 함유량은 대단하다. 만약 냄비에 5갤런의 물을 받아서 증발시키면 큰 덩어리가 하나 남는 것을 확인할 수 있을 것이다.

◆ 물속의 무기질

몇 년 전 뉴욕 출신의 한 신사가 이 온천에서 목욕을 하기 위하여 왔다. 온천장 주인은 이 사람한테 광천수는 몸에 좋다고 마시라고 권했고 나는 목욕만 하고 마시지는 말라고 충고했다. 하지만 그 사람은 나의 충고를 듣지 않고, 6개월 동안 여기서 목욕하고 그 물을 마셨다. 그리고 어느 날 밤 그 사람이 괴로운 신음을 하는 것을 듣고 호텔로 달려갔을 때 그 사람은 죽어 있었다.

부검 결과 신장결석이 대동맥을 찔렀다는 것이 판명되었다.

세상에는 수백 만의 사람들이 각기 다른 모양과 크기의 신장결석을 가지고 있다.

어떤 경우에는 그 결석으로 인하여 신장을 들어내야만 한다.

나는 우리나라뿐만 아니라 국외의 여러 온천에 다녀보았다. 그러면 온천의 주인들은 이런저런 병이 치료되니까 온천수에 목욕하고 마셔보라고 한다. 하지만 나는 이것을 믿을 수가 없다. 광천수에 목욕은 고통을 제거할 수 있는 것은 옳은 말이다. 그 물에 목욕함으로써 신체의 노폐물을 해독시킨다는 말도 옳은 말이다.

그러나 이런 고농도의 광천수를 마신다는 것은 심각한 문제를 일으킨다. 진정으로 내가 충고하건대 "광천수를 마시지는 마라. 무기성 광물질은 소화될 수 없다는 것을 항상 명심해라." 인간은 살아있거나 살아 있었던 생물체로부터 만이 유기 광물질을 얻을 수 있다. 먹는 물은 순수만을 마셔라

◆ 인체의 광물질

인체에는 17종류의 필수 광물질이 있는데 이것들은 음식으로부터 섭취돼야 한다. 칼슘과 인, 마그네슘은 성장 발육과 골격을 형성하는 데 절대적이다. 나트륨과 염소, 칼륨 등은 신체 분비액을 만들고 안정적으로 흐르게 한다. 칼슘과 인, 유황은 신체 세포의 필수적인 요소로써 모든 조직과 기관의 근간이 된다. 마그네슘, 철, 인 등은 음식으로부터 얻은 에너지의 방출에 관계된 효소 체계를 이루는 데 필요하다.

요오드는 에너지 사용과 성장을 조절하는 갑상선에 중요하고, 구리와 철은 적혈구의 형성에 필요하며 유황과 코발트는 인체 내의 비타민 합성에 이용된다. 아연은 인슐린을 만드는 데 있어 필수적이다. 모든 광물 성분이 다 건강의 확실한 증거인 생명력의 한 요소로써 공헌한다.

◆ 인체가 겪고 있는 벌

인체는 많은 독을 섭취해도 여전히 제 기능을 발휘할 수 있는 신비한 기관이다. 처음 얼마 동안은 스스로 상황을 조절하는 것 같다. 그러나 마침내 최후의 날이 와서 인체 내의 독들이 고통을 주기 시작하면 그때까지도 웃던 사람들이 "살려 주세요. 이 끔찍한 고통을 덜어주세요." 하고 고통을 호소한다. 이런 사람들이 치료를 원하는 사람들이다.

그러나 어느 사람도 병을 치료할 수 없으므로, 고통이 올 때까지 기다리는 건 절대 금물이다. 그때는 너무 늦기 때문이다. 오늘 당장 계획과 신념에 따라 하나밖에 없는 육신이 고통당하지 않게 확신을 가지고 자연의 건강 법칙에 따르기를 권한다.

◆ 순수한 물만 마셔라

과일 주스나 채소즙 이외는 나는 단지 증류수만을 마신다. 오염된 세상에서는 증류수만이 가장 순수한 물이다.

증류수 속에는 단지 수소와 산소 두 원자만이 들어 있으며 유기물이든 무기물이든 다른 이물질은 들어 있지 않다. 증류수는 음식을 조리하는 데도 사용되며 건전지의 충전액으로도 사용된다. 증류수는 인체에 아무런 찌꺼기도 남기지 않는다. 이 속에는 소금 성분도 없다. 인체에서 여과 작용을 하는 신장을 위해서는 증류수가 가장 좋은 물이다.

증류수는 혈액을 위해서도 가장 좋은 물이며 폐, 간, 위, 또한 인체의 모든 장기를 위해서도 증류수는 아주 이상적인 물이다. 왜냐하면, 증류수에는 아무런 무기물 유기물이 들어있지 않기 때문이다. 증류수는 순수하므로 물약, 주사액을 만드는 데 사용된다. 누구도 증류수는 죽은 물이라고 해서는 안 된다. 물론 물고기들은 증류수에서는 살지 못한다. 식물들 또한 증류수에서는 살지 못한다. 물고기들은 수초들이 살아야 살 수 있으며 수초들은 무기 광물질이 필요하다.

'의학박사 폴, 씨, 브래그 (미국)' 물과 건강 중에서

순수가 몸에 끼치는 영향

◆ 노폐물 제거

몸속 노폐물은 먹은 음식을 필요 에너지로 사용 후 남아도는 과잉 영양소 또는 각종 음식에 더해지는 첨가물, 과로로 인한 피로 물질, 환경적 유해 먼지 등이며 이들 중 가장 심각한 것이 첨가물이다.

'참고'

한 샐러리맨이 아침에 샌드위치, 점심에 돼지고기와 김치 볶음, 저녁에 컵라면과 삼각 김밥을 먹었다면, 그는 최소 60가지의 다른

<u>첨가물을 함께 섭취했다고 본다.</u>

몸에 쌓이는 노폐물을 제때 배출시키지 않으면 독소가 된다.

독소가 쌓이면 대사기능이 떨어져 각종 질병에 노출된다.

노폐물은 몸 전체에 있지만 중요한 부분은 혈액이다.

콩팥은 혈액 속의 노폐물을 걸러내어 방광을 통해 오줌으로 배출시키는 역할을 하는데, 콩팥에 이상이 생기면 노폐물을 배설하지 못하고, 혈액 투석을 해야 한다.

노폐물 대부분은 오줌으로 배설된다.

오줌 색이 맑고 연하면 수분 공급이 충분하여 노폐물 배설이 잘되는 것이고 오줌 색이 짙고 탁하면 노폐물이 쌓였다는 증거이다.

몸속 노폐물 제거 방법에는 여러 가지가 있지만 제일 좋은 방법은 순수(물)를 충분히 마시는 것이다.

◆ 피(血)를 맑게 한다.

인체는 약 70%가 물이고 혈액은 98%가 물이다. 물은 몸속 노폐물을 분해 밖으로 배출한다. 노폐물이 배출되면 배출되는 만큼 피도 맑아진다.

피는 우리 몸 구석구석을 누비며 생명을 지탱하는 데 필요한 영양을 공급하는 일과 공급한 영양을 각 기관 조직과 세포에서 쓰임이 끝난 찌꺼기를 배설 기관에 보내는 역할을 혈액이 담당한다. 이런 일을 하는 피는 깨끗해야 한다.

물에 이물질이 없어야 깨끗하고, 깨끗한 물은 피를 깨끗하게 하여 더 많은 찌꺼기를 끄집어낼 수 있다. 피가 탁하면 순환도 느려 지지만 노폐물도 쌓이게 된다.

노폐물은 혈액을 탁하게 하고 탁한 혈액은 각종 병적인 증상들을 만든다. 노폐물은 피떡이라는 혈전을 만들고 혈전은 피의 흐름을 방해하여 만병의 원인이 된다. 그리고 이상 증세로 바로 나타나는 것은 피로다.

노폐물은 피로와 피부 주름뿐만 아니고 동맥경화나 뇌경색을 일으키기도 한다. 혈액의 탁함은 주로 첨가물과 영양 과잉으로 인한 지방, 당, 콜레스테롤 등이며 여기에 스트레스도 한몫 거든다.

복부 비만인 사람은 75% 피가 탁하다고 한다. 영양 과잉으로 지방이 변성되어 피하에 축적되기 때문이다.

혈관 길이는 약 11, 200km 정도 된다고 하는데, 동맥, 정맥, 모세혈관까지 합친 것으로, 지구 둘레의 약 3배다.

피가 몸을 한 바퀴 순환하는데 걸리는 시간은 단지 46초밖에 걸리지 않는다고 한다. 이런 길고도 먼 거리를 짧은 시간에 잘 돌게 될 수 있는 조건은 피가 맑고 깨끗해야 한다.

맑고 깨끗한 피는 건강을 보장하지만 피가 탁하면 각종 질병이 친구 하자고 노크를 한다. 피를 맑게 하는 최상의 물, 순수를 몸에 충분히 채워주는 것이 피를 맑게 하는 가장 이상적인 방법이다.

◆ 대사기능을 좋게 한다

대사기능(물질대사)이란? 생물체가 몸 밖으로부터 섭취한 영양물질을 몸 안에서 분해하고 합성하여 생체성분이나 생명 활동에 쓰이는 물질과 에너지를 생성하고 필요하지 않은 물질은 몸 밖으로 내보내는 작용을 대사 기능이라고 한다.

물은 몸의 모든 대사기능을 주관한다.

체내에 공급된 물은 영양을 필요한 곳으로 분해, 이동, 분산 공급으로 각종 대사에 기여 생명 활동을 지원한다.

예를 들면 간은 각종 영양소를 저장해두었다가 필요한 다른 조직으로 운반될 때 물이 그 중요한 역할을 담당한다. 물이 부족하면 대사가 약해져 영양 결핍이 되어 식욕부진, 오심, 구토, 정신력 감소, 우울증 등의 원인이 된다.

물은 동맥경화의 원인이 되는 콜레스테롤을 완화하고 몸속 노폐물을 배출시키고 신진대사를 활발하게 하여 피로나 여러 질병의 원인을 차단하는 방어벽 역할도 한다.

우리는 끊임없이 움직이고 활동을 한다.

움직이고 활동을 한다는 것은 에너지를 소비하는 것이다. 몸의 활동에 의한 에너지 과소비 즉 일(노동)이나 심한 운동을 하면 근육에 피로가 오는데, 그 원인은 근육의 대사 과정에서 글리코겐이 분해되면서 생기는 젖산 때문이다.

글리코겐이란 포도당으로 이루어진 다당류로서 주로 간과 근육에서 만들어져 활동 에너지의 중요한 역할을 한다. 에너지 소비 과정에서 에너지원인 글리코겐이 분해되면서 생기는 젖산과 같은 물질이 피로의 원인이다. 젖산이 쌓이면 피로가 오는데, 젖산이 정상적으로 몸에서 잘 빠져나가기 위하여 물의 도움은 절대적이다.

물은 체내에 형성되는 여러 가지 노폐물들을 체외로 빠르게 배출하는 대사기능을 한다. 대사기능에 의하여 노폐물이 빠져나가야 노화 현상이 억제되고 생명 활동이 촉진된다.

◆ 노화를 억제한다

사람은 왜 늙고 죽는가?

인간은 오래 살고 싶은 것이 본능이다. 하지만 인간은 생로병사의 굴레에서 벗어날 수 없는 것이 법칙이고 현실이다.

그러나 이 법칙에서 조금이나마 벗어나기 위하여 노력하고 있는 것이 과학이고 의학이다. 노화 문제는 과학자들의 오랜 숙제다. 생화학을 연구하는 과학자들의 말에 귀 기우려 본다. 그들은 "인간은 다른 동물과는 달리 인체 세포가 7년 주기로 신진대사 하여 새로운 세포로 대체된다."라고 말한다. 인체 세포가 7년 주기로 새로운 세포로 대체되면 노화가 일어나지 않아야 하는데 노화는 왜 일어나는가? 라는 의문이 생긴다고 한다. 이들은 아직도 인체 노화 과정 연구에 매달려 있다.

이 말이 대부분 일반인에게는 생소하고, 말도 안 되는 소리라고 일축해 버릴지 모르지만, 인체를 자세히 알고 보면 사실이라는 것도 알게 된다.

생로병사가 무섭고 서러워서 지어낸 말이 아니다. 많은 과학자에
의하면 생로병사의 노화 과정은 설명할 수 있어도 노화의 원인은 아
직 밝혀내지 못하고 있다고 한다.

세포의 7년 주기 순환 생성이 문제의 핵심이기 때문이다.

"참고문헌"

1981년 10월 4일 부산일보 (사람은 왜 늙어 죽는가? 기사 / 과학 화제)
(의학 인술 전문지) 플로리다 대학교 레너드헤이풀 교수 등 많은 논
문과 강의가 있었다.

그러나 현실은 생로병사의 틀에서 자유로운 사람은 없다. 노화의
원인은 알 수는 없지만, 노화의 과정을 보면 기후, 온도, 스트레스,
환경, 음식 등 여러 외적인 요인들이 있다.

내적인 직접 요인들로서는 탁한 혈액으로 인한 신진대사 장애로
체내 독소 및 노폐물 축적이 가장 큰 요인으로 지적된다. 혈액이 맑
고 깨끗해야 모든 기능이 정상적으로 돌아갈 수 있기 때문이다. 혈
액을 깨끗하게 하기 위해서는 체내에 깨끗한 물을 충분히 공급해 주
는 것이 어떤 음식이나 약보다 우선한다. 체내 정기적으로 쌓이는 많
은 독소나 노폐물을 체외로 배출하기 위해서도 깨끗한 물은 필수다.
노폐물 배출은 물의 질적, 양적으로 비례 된다.

노폐물이 적으면 물의 양이 적어도 가능하지만, 정기적으로 쌓이
는 노폐물이 많으면 노폐물이 많은 만큼 물의 질과 양이 비례한다.

물은 깨끗할수록 순수할수록 물질 용해 능력이 크다. 순수는 다른 어떤 물보다 물질 용해 용적량이 크기 때문에 몸에 쌓이는 노폐물을 다른 어떤 물보다 더 많은 노폐물을 밖으로 배출시키는 능력이 있다.

순수한 물이 몸에 충분히 공급되면 건강은 보장된다. 이것이 질 좋은 물, 순수를 충분히 공급해야 하는 이유다. 순수가 몸에 충분히 공급되면 대사 기능이 활발하여지고 몸속이 깨끗해지고 피가 맑아지면 화장품을 쓰지 않아도 피부와 혈색이 더 건강하고 깨끗한 피부를 가질 수 있다.

순수를 충분히 공급해야 하는 이유다.

◆ 피부에 탄력을 준다

피부 노화는 나이가 들어감에 따라 물리적 방법으로는 막을 수 없는 자연 현상이지만, 신체 기관에서 발생하는 생리적 기능 장해 요인들을 잘 다스리면 상당한 억제 효과를 볼 수 있다. 피부노화(주름) 역시 나이와 동행하므로 나이를 보면 피부를 알고 피부를 보면 나이를 알 수 있다고 할 만큼 동질성을 가지고 있으므로 노화를 막는다는 것은 불가능한 일이다.

하지만 생활 수준 향상과 더불어 피부 미용에 관심이 높아지면서 피부 주름 개선 및 억제에 많은 노력을 하고 있다.

그 결과 항노화 제품, 레이저 치료, 얼굴 성형 등 제품과 치료 분야에 비약적인 발전이 있었음은 인정한다고 하지만, 목이나 입, 기타 몸 전체에 나타나는 주름은 불가항력이다.

주름 억제력 최고의 제품은 순수(물)다.

주름도 수분 부족 현상이 크게 작용하고 있기 때문이다. 사람은 나이가 들어감에 따라 수분 부족률이 높아지고 높아지는 만큼 수분 취수 생리 기능이 떨어져 피부 주름이 더욱 진행된다고 한다. 물은 나이에 상관없이 충분한 공급은 필수지만, 나이가 더(添)할수록 수분 공급을 의식적으로 늘려주어야 한다. 피부에 문제가 있는 것은 외적인 것보다 내적인 요인이 더 큰 문제라고 할 수 있다.

몸속 독소나 노폐물로 인한 대사 장애 요인들이 많이 있으면 제일 먼저 나타나는 곳이 얼굴 피부라고 한다. 아름다워지려면 몸속 장기부터 챙겨야 한다고 말하는데 속이 건강해야 얼굴이 아름다워질 수 있기 때문이다.

피부는 혈액 순환과 건강 상태를 그대로 반영하고 과로나 수면 부족, 스트레스나 격한 감정이 있으면 제일 먼저 나타나는 곳이 얼굴 피부색이다. 얼굴 피부색은 건강 상태를 그대로 반영하는 지표이다.

우리는 여성의 아름다움을 말할 때 내적인 면도 있지만, 시각적으로 누구나 공감할 수 있는 아름다움의 이미지는 이목구비의 생김새보다 밝고, 맑고, 깨끗함 그리고 윤기 있는 혈색의 건강한 얼굴이라고 할 것이다.

건강하고 아름다운 피부의 원동력은 어디에서 비롯될까? 우선하여 피가 맑고 잘 돌아야 한다. 젊음은 피가 잘 돌아가고 있어 혈색이 좋다는 것이다.

피가 잘 돌면 장 기능이 제 기능을 다 하고 그로 인한 장 속의 독성 물질과 노폐물이 잘 배출되어 장이 깨끗하게 청소될 때 건강한 피부색이 얼굴에 나타나면서 아름다움을 가질 수 있을 것이다.

그러나 많은 여성은 내적인 것보다 화장품에 더 투자한다. 화장품은 즉시 효과는 좋지만, 장기적인 안목으로 보면 피부에 해를 끼치는 적대행위라고 할 수 있다.

속이 깨끗해야 얼굴 피부도 깨끗해지기 때문이다. 깨끗한 피부, 건강한 피부, 아름다운 피부를 위하여 순수를 충분히 마시는 것을 생활화하여야 하는 이유이다.

몸에 순수를 충분히 공급하면 피부가 곱고 아름다워진다.

◆ **변비를 예방한다**

변비의 원인은 다양하여 꼬집어 말하기는 어렵다고 한다.

그러나 대분류로 보면 섬유소와 수분 부족, 불규칙하고 불균형한 식사와 운동 부족, 심한 다이어트 등의 원인을 들 수 있다고 한다. 그중에서도 제일 큰 원인은 식습관과 체내 물 부족 현상일 것이다.

여기에 운동량이 부족하면 장운동이 활발하지 못하여 변비가 더욱 심해지는 원인도 있지만 그래도 몸 전체의 대사 균형을 이루게 하는 것은 물이다.

여성들은 체중 문제로 수분 섭취와 식사량을 줄이는 것이 변비의 가장 큰 문제라고 지적한다. 변비 해결을 위하여 순수를 적당량 마시는 것은 식이 섬유소를 매일 얼마만큼 섭취하는 것의 효과와 같다. 순수를 매일 적당량 마시는 것을 생활화하는 것이 좋다.

◆ 기억력을 좋게 한다

기억이란 경험한 사실이 간직되었다가 나중에 재생 또는 재인식, 재구성되어 나타나는 현상을 말한다.

기억의 종류는 기명, 보유, 재생, 재인 등으로 구분되며 기억에 문제 발생 요인으로는 시상, 측두엽, 해마, 해마와 편도체, 기타 물질 및 신경세포(뉴런, 시냅스) 구조물들과 호르몬의 작용에 의한 기능 이상으로 기억 상실 또는, 망각 현상이 일어난다고 한다. 다른 이유로는 스트레스, 비염, 코골이, 당뇨 등 여러 가지가 원인이 있다고 한다.

하지만 이런 현상 작용 뒤에는 수분 역할이 큰 데, 뇌하수체에 수분이 빠져나가면 기억력은 크게 나빠진다고 한다.

뇌하수체가 기억을 위해 수분이 빠져나가는 것을 최대한 억제를 하지만 수분 공급이 적절하지 못하면 뇌수도 점차 줄면서 기억력에도 상당한 요인이 생긴다고 한다.

망각 현상도 일어나는데 망각현상이란 기억을 잊어버린 것이나 못 쓰게 된 것을 말한다.

다시 말하면 저장 창고에 보관은 되어 있지만, 인출할 수 없는 것 즉, 꺼내는 데 실패한 것이나 보관이 오래되어 흔적이 쇠퇴해 사용할 수 없는 것을 말한다. 기억력은 정신 기능으로 심장과 관련이 있으며 뇌수에 상당한 영향력이 있다고 한다. 뇌수란 뇌를 싸고 있는 물로써 뇌수가 충만해야 기억력이 좋아진다. 기억력 증진을 위해서 순수한 물을 적당량 이상 섭취하는 것을 생활화하면 뇌수가 충분하여 뇌가 맑아져 기억력이 좋아진다.

학생이라면 기억력 향상으로 더 좋은 성적을 낼 수 있다.

◆ 흰머리를 억제한다

머리카락이 검은 이유는 모낭 세포에서 생성되는 '멜라닌' 색소 때문인데 멜라닌의 양과 분포에 따라 머리카락의 색깔이 결정된다고 한다.

흰머리의 원인은 주로 멜라닌 색소를 생산하는 멜라닌 세포의 기능 저하가 원인이며 이것은 노화의 한 과정이기도 하다. 노화의 원인 중 하나는 수분 부족이 제일 큰 원인이다.

수분 부족은 세포 활성에 원인이기 때문이다.

흰머리는 모근의 멜라닌 세포에 존재하는 '티로시나아제'라는 효소의 활성도가 점차 줄면서 생기는데, 이런 증상은 40~50대부터 나타나기 시작하면서 머리카락뿐만 아니라 모든 모발에서도 진행한다. 어린 나이에는 주로 유전적 요인이지만, 간혹 두피의 혈액순환 장애나 스트레스 등이 원인일 수도 있다. 스트레스를 받으면 스트레스 호르몬이 분비되어 두피에 있는 모세 혈관을 수축시킨다.

모세 혈관은 동맥이나 정맥과 달리 미세 혈관이기 때문에 혈관 장애 요인이 제일 빨리 일어난다.

피부는 표피, 진피, 피하조직의 삼중으로 구성되어 있다.

표피는 나이가 들면서 얇아지는 피부의 외층이고 진피는 표피 밑에 위치하며 혈관, 모낭, 땀샘, 신경 종말과 림프 배출관 등이 진피에 위치하여 피부의 혈액 공급 영향을 담당하고 피하조직은 지방과 물로 채워져 에너지를 저장하고 열을 막아 얇은 피부를 보호하는 역할을 한다.

또한, 완충 작용으로 피부를 충격으로부터 분산, 보호하고 혈액의 원활한 흐름을 도와준다.

이러한 모든 과정을 주도하는 것이 물이다.

피부 노화 및 주름 관리를 위해서는 피부 건조 방지, 충분한 수분을 공급해 주어야 한다고 한다. 정상적인 피부는 약산성으로 pH5.5 정도를 유지하지만, 이러한 피부는 '산 외투 막'으로 알려진 지성 표면층으로 땀샘으로부터 분비된 유산과 아미노산, 모공으로부터 분비된 지방산 그리고 피부로부터 생성된 아미노산과 카복실산 등이 포함된다. '산 외투 막'은 지질을 합성하는 효소를 활성화하고 지질 형성을 도우며 표피가 기계적 또는, 화학적 손상으로 상해를 입었을 때 표피를 복원한다.

건조한 피부는 수분을 보충해주는 연화제로서 가능하지만 충분한 물을 보충하는 것이 원칙적인 방법이다.

물의 대사 능력이 혈액 순환에 최우선이다. 탈모와 흰머리가 없어지려면 순수를 충분히 마시는 것을 생활화해야 한다. 순수를 충분히 마시면 흰머리가 검은 머리로 변한다.

이것은 필자의 오랜 경험으로 나타난 현상이다.

◆ 이뇨 작용이 빠르다

이뇨란 오줌량을 증가시켜 그 오줌으로 노폐물의 배설을 촉진하는 작용이라 한다. 이 작용을 갖게 하는 약제를 이뇨제라고 한다.

이뇨제는 임상적으로 '핍뇨(乏尿, 소변량 감소)나 부종이 있을 때 오줌량을 증가시켜서 부종을 완화 시킨다'고 되어 있다.

(출처) 영양학 사전

핍뇨(소변 감소증)는 주로 급성 심부전이 원인이라고 한다. 급성 심부전은 신체 대사 기능이 떨어지면서 신장에 혈액 공급이 저하되고, 혈액 공급이 부족하면 신장 기능 저하로 소변 배출에 문제가 생기는 것이다.

급성 심부전 치료는 그 원인에 따라 치료 방법이 다르지만, 확실한 것은 평소에 수분 공급을 잘하는 것이 정답이다.

물은 이뇨작용을 잘하는 물질 중의 하나로 체내에 쌓인 노폐물을 함께 배설하는 작용을 한다.

물을 많이 마시면 화장실 왕래가 잦아지지만, 몸 안의 독성 물질을 몸 밖으로 배설시켜 배뇨에도 효과가 있다.

소변 볼 때 오줌 색이 짙으면 수분 공급이 부족하다는 신호이고,

오줌 색이 맑을수록 수분 공급을 잘하는 것이다.

정상적인 이뇨작용을 위하여 순수를 적당량 이상 마시는 것을 생활화해야 한다.

순수 체험 사례들

사례, 1

평소 정수기를 신뢰하지 않아 집에 있던 정수기도 버리고 지금까지 정수기 없이 지냈는데, 친분이 있는 필자의 글을 보고 난생처음으로 알게 된 순수에 대해 확신했고 필자에게 순수 정수기를 만들어달라고 요청하였으나 준비가 안 되어 만들 수 없지만, 기다림 끝에 제작해 주어서 사용해보니 나의 판단이 옳았다는 것을 확신하게 되었습니다. 순수는 어떤 물보다도 정말 깨끗하고, 깔끔하고, 산뜻하고, 가벼운 물이라는 것을 몸으로 느끼고, 건강에도 좋다는 생각이 감사한 마음으로 기쁘게 잘 사용하고 있습니다. 필자에게 감사드립니다.

부산 북구 만덕동 허혜자

사례, 2

저는 지금까지 생수를 사서 먹다가 평소 존경하던 혜자 언니가 순수에 대한 확신을 이야기하면서 조금씩 먹어보고 나 역시 순수에 대한 확신을 가지게 되었습니다.

아직은 순수 정수기를 설치 못했지만 조만간 꼭 설치하기로 결심하였습니다.

양산 중부동 하주경 (서명)

사례, 3

저는 아직 젊은 나이라 순수는 미네랄이 없어 죽은 물이고 또한 먹으면 설사를 한다고 하여 못 먹는 물로 알고 있었습니다. 저의 어머니는 허혜자 여사입니다.

저의 어머니는 다른 사람 말을 좀처럼 잘 믿지 않던 어머니의 간단한 한마디 설득으로 순수를 이해하고 어머니가 정수기를 설치하여 주었습니다.

아내가 임신 중이라 망설였지만, 나보다 더 신중하신 어머니 말씀과 어느 산부인과 의사의 말이라는 글을 통해 순수를 이해하고 확신하게 되었고, 순수는 태아에게 다른 물보다 더욱 좋다는 확신을 가지게 되었습니다. 어머니에게 감사드립니다.

경남 진주시 권태영 (서명)

사례, 4

저는 평소 물을 잘 안 먹고, 잘 못 먹어서 이것이 체질 문제라고 생각하였지만 신뢰하는 지인의 권유로 이유를 묻지도 따지지도 않고 무조건 설치를 하여 사용해보니, 아니나 다를까 순수가 정말 좋다는 것을 확신하게 되었습니다.

평소 잘 먹지 않던 물을 자연스럽게 더 많이 마시게 되어 지금은 순수에 애정을 더하고 있습니다.

또한 건강이 좋지 않았지만 순수를 마시면서 앞으로 건강이 좋아질 것이라는 확신도 하게 되었습니다.

경남 진영에서 문선옥

사례자님들의 후일담

순수를 경험한 사례자분들께서 난생처음 순수를 알고, 또한 순수(증류수 같은)를 먹는다는 소리에 처음에는 놀라움도 있어 반신반의하면서도 필자의 약력과 오랜 경험 그리고 상식적이고 과학적인 글 내용에 공감, 우격다짐으로 제작하게 해서 집에 정수기를 설치, 사용해보니 지금까지 우려하던 것과는 달리 인간이 먹어야 할 물은 진리 같은 순수라는 사실에 찬사와 아낌없는 한 표를 보냅니다.

위 사례자 일동

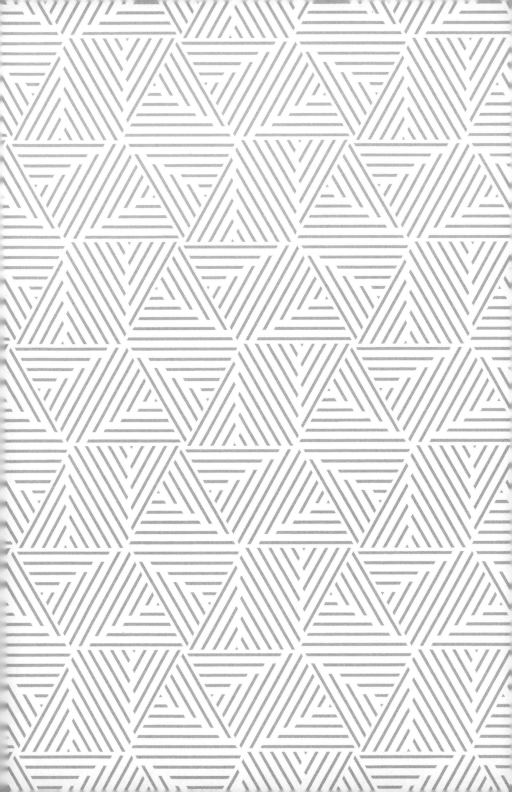

제 3 장

감기, 감춰진 진실

서문

감기는 약도, 치료 방법도 없는 흔한 질병이다.

감기는 그냥 두어도 일주일 정도면 별문제 없이 슬쩍 지나가는 가벼운 증세의 질병이다. 이런 이유로 감기는 질병이지만 질병으로 치지 않는다고 한다. 하지만 감기는 남녀노소를 가리지 않는다.

오랜 인류역사와 맥을 같이하는 흔한 질병 감기.

세계 감기 퇴치 연구진도, 현대 의학도, 오랜 연구와 수십억 달러를 투자하고도 백기 항복을 선언한 감기. 감기에 감추어진 진실을 들추어 본다.

1965년 파리의 파스퇴르 인스티튜트의 노벨 의학상 수상자인 '안드레 미셀 루보프'는 감기 치료법을 개발, 임상실험에 성공을 거둔 것이 '비강고온 증기 치료법'이 있다.

감기는 상기도 비강에 증식하는 바이러스에 의한 질병이다.

물을 끓인 증기를 43℃에 맞추어 노즐을 통해 두 콧구멍으로 들어가게 하였더니 대부분의 감기 증세가 사라졌다고 보고했다. 감기도 치료가 된다는 사실을 확인한 결과다. 하지만 이 치료방법은 세상에 없다.

진리의 힘 건강통찰

왜 없을까?

그 이유와 치료 방법을 알아본다.

감기[感氣, common cold]란?

상기도(上氣道)에서 시작되는 바이러스 감염에 의한 질병을 말한다. 이 문제에 권위 있는 한 의사는 감기는 상기도(上氣道)내에 국부적 증세를 보이고 코에 오는 증세가 뚜렷하며 잠정적이고 가벼운 병이라고 설명한다.

바꾸어 말하면 감기는 오래가지 않으며 일반적으로 그렇게 염려스러운 것이 아니다. 목이 아프고 코가 막히거나 콧물이 흐르는 등 코에 이상 징후가 생긴다.

재채기나 기침이 나고 두통이 생겨 안정감이 없으며 때로는 열이 약간 있는 여러 가지 증세가 있다. 남자보다는 여자들이 감기에 더잘 걸린다.

감기는 추워서 걸린다? 아니다. 바이러스 때문이다. 손을 씻는 것이 최고의 비법이다. 남극이나 북극, 영하의 나라에는 감기가 없다. 바이러스가 살지 못하기 때문이다.

감기 바이러스

감기를 일으키는 바이러스는 수백 종이 넘는다고 한다. 전문적인 지식 없이는 그것이 굉장히 작다는 것 외에는 박테리아와 다를 게 없어 보인다.

사실 대부분의 바이러스는 너무나 작으므로 10,000배 이상의 확대 비율을 가진 전자 현미경의 도움 없이는 보이지 않는다. 바이러스가 박테리아와 다른 점은 기생한다는 점에 있고, 바이러스는 살아있는 세포에서만 주인인 양 살아간다는 사실이다.

바이러스가 세포 속에 들어가면 세포 자체의 정상 기능을 멈추게 하고 다른 바이러스 개체를 생산하다가 세포가 터지면 그 바이러스는 다른 세포를 공격하기 위해 흘러나온다.

바이러스의 뜻은 라틴어 및 독일어로는 비루스(virus)이고 북한에서도 비루스라 하는데, 비루스는 독(毒)을 의미한다.

바이러스는 아무도 보지 못했다.

일반 감기를 일으키는 병의 원인이라고 알려지기 전 바이러스는 소아마비, 홍역, 및 독감과 같은 질병을 일으키는 것이라고 알려졌다.

하지만 현재 알려진 사실은 일반 감기의 원인이 되는 바이러스는 수백 종 이상에 달하며 그중 가장 널리 알려진 것은 리노바이러스라고 한다.

하지만 식물계에는 우호적인 바이러스가 있으며 여러 가지 식물들의 어떤 특성을 갖게 한다고 여겨진다.

감염 요인들

저명한 영국의 연구가들에 의하면 상당히 많은 경우에 있어 바이러스 단독으로 일반감기를 일으키지는 않는다고 한다. 보통은 다른 요인이 결부되는데, 예를 들면 의사와 간호사 들은 아침부터 밤까지 낮이나 밤이나 감기 바이러스에 노출되어 있겠지만 감기에 걸리지 않는다.

이것은 단지 감기 바이러스에 노출되어 있다고 해서 반드시 감기에 걸리는 것이 아님을 지적해 준다. 대개는 신체의 세포를 바이러스에 감염되기 쉽게 만드는 무엇인가가 있다.

사실 몇 가지 요인들이 관련되어 있다.

즉 공기 오염, 따뜻한 날씨가 추워지고 건조하다가 습해지는 급작스러운 기후의 변화, 신체적 피로와 수면 부족이 그 요인들이다. 또한 정서적 혼란과 무절제한 식사로 인한 허약 상태와 같은 것들이다.

한 외과 의사가 말하기를 자신을 허약하게 만들 때만 바이러스가

진리의 힘 건강통찰

그의 저항력을 넘어선다고 한다.

그러므로 자신을 허약하게만 하지 않는다면 주위에 재채기나 기침을 하는 사람이 있어도 두려워할 필요가 없다.

그러나 당신이 감기에 걸렸을 때 당신과 함께 다른 사람이 있다면 주의할 점이 있다. 그들이 허약한 상태이거나 감염될 가능성이 있고 감기에 걸릴 것을 두려워한다면 조심하는 것이 최선이다.

미국의 유명한 한 영양학자는 특히 감기의 원인으로 식사가 많은 관련이 있다고 한다.

그가 주장하기를 "설탕이나 함수탄소, 단백질과 같이 영양가가 풍부한 음식을 너무 많이 먹는 사람들에게서 감기가 더욱 흔하고 또다른 의사는 과일, 채소, 정제 안 된 곡물로 만든 것과 같은 식품을 충분히 먹지 않는 데 감기의 원인이 있다."고 한다.

의료 문제에 대한 평판 있는 저술가도 "감기는 주로 초콜릿이나 사탕을 먹는 데 기인한다."고 주장하고 있다.

그것은 목 점막을 자극하여 일반 감기를 일으킬 수 있는 어떠한 바이러스에게라도 공기 전염으로 감염될 수 있게 한다고 한다.

이러한 이유로 그는 주요 병 원인이 리노바이러스(비강바이러스)보다는 믹소 바이러스(점막바이러스)때문이라고 하며, 일반적으로 그렇다.

바이러스의 특성

감기를 일으키는 바이러스의 특성을 알아보자.

감기는 리노바이러스와 아테노 바이러스가 있지만 대부분 리노바이러스가 감기의 주범이라고 한다. 감기 바이러스는 특이하게도 무생물이면서 생물이라는 양면성을 가진 특이한 생물체이다.

감기 바이러스는 세포 구조가 없고 크기는 세균보다 작다. 10,000배로 확대한 광학 현미경으로도 잘 볼 수 없다.

DNA 또는 RNA 중 한 종류의 핵산을 가지고 있으며 단백질 껍질의 형태만으로 존재한다고 한다. 생물체 밖에서는 단백질과 핵산의 결정체로 존재하며 독자적인 효소가 없어 스스로 물질대사를 하지 못한다.

물질대사를 하지 못한다는 것은, 복제 또는, 스스로 증식을 하지 못한다는 것이다.

따라서 복제나 스스로 증식을 하기 위해서는 숙주 세포에 들어가 숙주 세포의 효소를 이용하여 물질대사를 한다.

여기까지가 감기 바이러스의 생물체 밖에서의 무생물적 특성으로서 존재다.

생물적 특성으로서의 존재

감기 바이러스는 살아있는 생물체에 들어가면 숙주 생물 속에 있는 단백질 합성에 필요한 리보솜과 효소를 이용한다. 세포 내에서 그 세포의 물질대사 기구를 이용하여 물질대사를 하고 그로 인한 유전 물질을 복제하여 또 다른 바이러스를 복제 증식하며 유전 현상을 나타낸다.

감기 바이러스는 암세포와 같이 다양한 변이와 변종을 만들지만, 암세포와 다른 점은 증식과 변종을 스스로 만들지 못하고 살아있는 생물 세포(숙주)에 의한 특이한 기생으로 다양한 종류로 변이하여 생물계 및 의학계를 혼란에 빠지게 하는 무생물적 생물이다.

이런 특성을 가진 감기 바이러스는 해마다 다른 변종으로 나타나 현재까지 수백 종이 넘는다고 한다.

감기 퇴치 연구진은 감기 바이러스가 이렇게 해마다 다른 변종으로 나타나는 것을 모르고 한 종류의 신약에만 집중하다가 해마다 다른 변종으로 다양하게 나타난다는 것을 알고는 한 가지 신약 개발이 의미가 없다는 것을 알고 백기를 든 것이다.

이런 감기 바이러스의 특성으로 인하여 지금까지 감기는 치료약이 없는 이유다.

감기 퇴치 연구 사례

영국의 감기 연구소에서는 10년에 걸쳐 500만 파운드(미화로 800만 달러)를 들여 연구한 후 결국 패배를 인정하였다. 감기를 일으키는 바이러스는 수백 종이 넘는데도 한 가지 감기 치료제를 찾아내려고 하는 것은 마치 홍역과 수두와 볼거리와 풍진을 단 한 번에 치료하려고 하는 것과 같다고 영국 카디프의 웨일스 대학교 감기 연구소 소장 로널드 에클스 교수는 말한다.

그는 이렇게 덧붙인다.

"앞으로 모든 바이러스를 박멸할 수 있는 치료제는 나올 것 같지 않다. 우리로서는 기껏해야 지금보다 더 나빠지지 않기를 바라는 수밖에는 달리 방법이 없다고 생각된다."

영국 솔즈베리의 감기 연구소는 감기 치료법을 찾기 위한 44년간의 헛된 탐구를 끝내면서 지난여름에 문을 닫았다. 감기 치료법을 찾는 일은 한때 생각한 것처럼 간단한 것이 아님이 드러났다.

연구소장은 이렇게 말한다.

"우리는 감기 바이러스가 한 가지만 있다고 생각하곤 했지요. 이제 거의 200종이 있다는 것을 알았으니 백신을 발견할 가망이 없습니다."

영국 정부 당국은 잉글랜드 남부의 윌트셔 주에 있는 국립 일반 감기 의료 연구소를 폐쇄하기로 결정하였다.

약 70년 전에 설립된 그 연구소는 일반 감기를 물리치는 효과적인 방법을 찾는 일에 집중적인 연구를 했었다.

그러나 성과가 없자 그들(당국)은 "그 연구소의 연간 교부금인 500,000파운드를 다른 곳에 사용하는 것이 더 좋을 것으로 판단했다." 라고 프랑스의 '르 몽드' 지는 지적한다.

그 연구소의 데이비드 티렐 소장의 말에 의하면, "아직도 온수욕이 감기를 치료하는 가장 좋은 방법이다." 라고 한다.

감기에 대한 대책

매년 겨울이 되면 당신은 감기 때문에 고생하는가?

이런 질문에 "그렇다."라고 대답하는 사람은 당신만이 아니다. 어떤 사람들은 한 해에 두 번 이상 걸리는 사람도 있고 어떤 사람들은 겨우내 감기를 달고 있는 사람도 있다.

반면 어떤 사람은 감기에 한 번도 걸리지 않는 사람도 있다. 이러한 사실로 보아 감기를 예방할 수 있는 희망도 있다. 감기 예방이 어렵게 보이는 이유는 감기가 사람과 사람 사이에 전염되는 능력이 비상하기 때문이다.

바이러스는 보통 현미경으로는 보이지도 않는 '작은 미생물'이다. 이들 바이러스가 이동하는 방법은 여러 가지이다.

감기 환자가 기침이나 재채기를 할 때 공기 중에 내뿜은 침방울을 다른 사람이 들여 마심으로써 전염이 된다.

그러므로 사려 깊은 사람들은 기침이나 재채기가 일어나려고 하면 재빨리 손수건으로 코나 입을 가려서 다른 사람들에게 감염되지 않도록 한다.

콧물에 섞여 나온 바이러스는 세 시간에서 다섯 시간 정도 감염성이 있으므로 환자가 어느 물건에 바이러스를 옮겼을 경우 오랜 후에도 다른 사람이 감염당할 위험성이 있다.

어떤 사람이 그러한 물건을 다루다가 먼저 손을 씻지 않고 손을 입과 코에 넣거나 그 손으로 음식을 먹으면 그 바이러스를 자기 체내에 넣게 되면 감기에 걸릴 수 있다.

문 손잡이, 계단의 난간, 식기, 기타 여러 사람이 만지는 물건은 바이러스를 쉽게 옮기는 매개물이 된다.

만일 당신이 밥상을 차린다든가 하는 경우에 그릇을 만질 때는 손을 대기 전에 손을 씻음으로써 다른 사람들을 고려하라. 그리고 코를 풀어야만 할 경우에는 식기를 다시 만지기 전에 손을 씻는 것이 좋다. 그렇지 않다면 당신은 그러한 그릇에 감기 바이러스를 옮기고 다른 사람에게 감기를 전염시키게 될 것이다.

영국 과학자들은 감기 바이러스가 어떻게 번지는가를 보기 위하여 감기 환자의 코안에 형광 물질을 넣었다. 자외선을 비추면 극소량의 형광 물질도 볼 수 있다.

이 광선에 의하여 극소량의 형광 물질이 환자의 손과 얼굴, 음식, 기타 그 방 안에 있는 물건으로 환자가 만진 물건에는 어디든지 묻어 있음을 볼 수 있었다.

그와 비슷한 방법으로 감기 바이러스가 퍼질 수 있다.

여러 의학 잡지에서는 감기가 실제로 냉기(冷氣)에 의해 생기는 것이 아니고 바이러스에 의해 일어난다고 발표하였다. 바이러스가 없다면 싸늘한 냉기를 쏘이더라도 감기에 걸리지 않는다고 그들은 주장한다.

그러나 바이러스가 있으면 추운 기운이 감기를 더 잘 일으킨다고 한다. 몸을 차게 하거나 감기 바이러스에 대한 저항력을 약화하는 것들을 피하는 것이 되도록 좋을 것이다.

그리고 신체의 건강 상태를 높이기 위하여 노력함으로써 감기에 대한 저항력을 기를 수 있다.

감기에 대해서 어떻게 해야 한다는 제안들이 의사들과 기타 사람들에게서 많이 나온다. 권위자들의 일치하는 의견은 "항생물질은 감기에 효과가 없으며 오히려 매우 해로울 것이다."라는 것이다.

감기 증세에서 벗어나는데 아스피린은 좀 더 편안함을 느끼게 할 것이고 기타 약들은 호흡을 자유롭게 하도록 도울 것이지만 그러한 약들은 감기를 치료하지는 못하고 간접적인 효과만 줄 것이다. 그런 것을 일반적으로 '대중요법'이라고 한다.

일반 감기에 비타민 C가 좋다고 널리 알려졌는데 이에 관하여는 어떠한가?

비타민 C는 정상적인 신체 기능을 위하여 필수적이며 합성 비타민제보다는 오렌지, 포도, 토마토 주스에 들어있는 자연 그대로의 상태가 더욱 좋다. 다량의 합성 비타민 C가 일반 감기를 치료하는가 하는 문제는 논란의 여지가 있다.

어떤 사람들은 도움이 되었다 하고 또 어떤 사람들에게서는 반대 효과도 보고되었다.

감기를 일으키는 요인이 무엇이고 어떻게 치료할 수 있는가를 알면 감기를 예방하는 데 도움이 될 것이다.

이에 관하여 한 의사는 "잘 자고, 잘 먹고, 춥게 하지 마라. 몸조심하라. 그러면 감기에 걸리지 않을 것이다."라고 말하는데 이는 적절하고 옳은 충고이다.

감기는 한 번에 단 한 가지 바이러스에 걸리게 되며 그 뒤부터는 그것에 면역성을 가진다.

어린이는 일 년에 여섯에서 여덟 차례나 감기에 걸리지만 60세가 되면 대부분 일 년에 한 차례만 감기에 걸린다.

◆ 증기 치료

이스라엘의 의사들은 "비강 고온 증기 치료로 감기의 징후를 제거하는 데 크게 성공을 보았다."고 보고한다.

두 개의 노즐이 달린 이 장치는 증류된 물(순수)을 증발시켜 섭씨 43도의 뜨거운 증기가 두 콧구멍으로 들어가게 한다. 그러나 환자에게는 이 장치가 직접적으로 닿지 않는다.

캐플란 병원의 '도브 오피르 박사'는 이같이 말했다.

"대부분의 경우 이 치료로 거의 모든 감기 징후를 추방하는 데 충분하다."

이 물리요법에 대한 아이디어는 파리의 파스퇴르 인스티튜트의 1965년 노벨 수상자인 안뜨레우오프가 실시한 실험으로 얻게 되었다. 그는 "온도를 조금만 더 올려도 여러 바이러스 증식이 감소하였다."고 설명했다.

바이츠먼 인스티튜트의 아브라함 예루살미 박사는 "비강 고온 증기 치료를 받은 환자들 중 85%가 감기 증세를 면하게 되었다."고 보고 했다.

두통과 불쾌감마저도 사라져 버렸다고 했다.

◆ 항생제 요법

"항생제 과다 복용에 대해 보건 관리들의 반복되는 경고가 무시되고 있다."고 뉴 사이언티스트지는 말한다.

미국의 9개 주에서 1만 명을 대상으로 설문 조사해 본 결과 32%는 "항생제가 감기에 효과가 있을 수 있다."고 믿고 있었고 27%는 "감기에 걸렸을 때 항생제를 복용하면 더 심한 병을 예방할 수 있다."고 생각했으며 48%는 감기 증상 때문에 병원에 가면 항생제를 처방해 줄 것으로 기대하고 있다.

하지만 항생제는 감기 바이러스성 감염에는 효과가 없고, 항생제는 오로지 박테리아성 감염에만 효과가 있다.

항생제 과다 복용은 약물 내성에 주요 원인으로 간주한다.

◆ 인터페론 요법

인터페론이란 척추동물의 면역 세포에서 만들어지는 자연 단백질로서 바이러스, 박테리아, 기생충, 등 외부 침입자들이 세포 안에 침입하여 증식하는 것을 억제하며 면역 반응을 돕는 것으로 몸의 방어 기능을 하는 것이다.

바이러스 감염에 대항한 방어 수단으로서 몸 세포가 생산하며 여러 가지 점에서 항체와는 다르다. 항체는 수가 증식하는 데 시간이 걸리지만, 그것은 즉시 효과를 발휘한다.

그러므로 "인터페론은 바이러스 감염으로부터 회복하는 데 중요한 임무를 수행할 만큼 올바른 장소에 올바른 때 충분한 양이 존재해 있다."고 한다.

침입한 바이러스는 세포들이 인터페론을 생산하도록 하는데 그 인터페론은 어느 특정 바이러스에만 작용하는 것이 아니라 광범위한 종류의 바이러스에 다 작용한다.

인터페론은 항체가 항원에 대해 작용하는 식으로 침입한 바이러스에 작용하지 않고 몸의 세포 자체에 작용하여 바이러스의 영향을 중화하도록 해준다.

문제 요인들

살펴본 바와 같이 세계 각국 감기 퇴치 연구진들은 수십 년간 수백만 달러를 투자, 연구하고 더 이상 치료 방법과 신약 개발에 실패하고 백기를 들었다.

한의학에서도 몸에 열을 발생시킬 수 있는 체열 상승효과를 기대한 약제 개발에 성공을 하지 못했다.

민간요법에서도 각종 수많은 방법을 제시하고 있지만 확실한 효과 없이 다만 제안에 불과하다.

감기 바이러스에 대한 특성을 고려하지 않았기 때문이다. 알고 보면 쉽고 모르면 어려운 것이 세상 이치다. 감기 치료도 알고 보니 쉽고 간단하다.

비강고온 증기 요법을 두고 하는 말이다. 증기요법은 약이 아니고 기계(器械)적인 방법이다. 기계는 의사들의 의학 영역이 아니다.

의사는 진료, 치료, 처방이지만 기계는 물리공학 분야다. 기계는 면허 없이 누구든지 기술만 있으면 만들 수 있다. 영역 독점을 위하여 특허를 받지만 예외가 있다.

특허는 영리 목적에만 강제성이 있지만, 영리가 아닌 개인이 사용할 목적으로 만드는 것에는 강제할 수 없다.

영리 목적이 아니면 특허권을 벗어나기 때문이다.

그리고 더 중요한 것은 증기를 발생시키는 기구는 간단하다.

너무 간단하여 누구나 쉽게 만들 수 있다.

물을 끓여 나오는 증기만 잘 이용하면 되기 때문이다.

좀 더 기술적으로 만들면 더 좋은 기구가 될 수 있지만, 영리 목적으로 기구를 개발하지 못하는 이유다. 영리가 가능하였다면 지금쯤 머리 좋은 전문 엔지니어들이나 박사님들이 더 좋은 기구를 개발하여 감기는 인간 역사에서 멀리 사라졌을 것이다.

이런 이유로 문제가 되는 것이 이익을 위한 상업이다. 상업은 인간 존엄성보다 이익을 우선하기 때문이다. 이기적인 이익 우선인 상업의 경제 구조가 인류의 염원인 감기의 발목을 잡고 있는 것이다.

필자의 감기 치료방법

첨단 의학도 두 손 들어버린 감기도 치료할 수 있다.

노벨 의학상 수상자의 '비강고온 증기 치료법'과 그것을 응용한 열 치료법이다. 감기는 상기도에 증식하는 바이러스에 의한 질병이다.

다시 말하면 감기는 온도가 낮은 추운 겨울 질병이고 체온보다 낮은 온도를 좋아하는 감기 바이러스는 살아있는 인간 생물 세포를 좋아하기 때문에 사람에게 달라붙으면 곳 바로 차가운 냉기가 들고 나는 비강이라는 코속 빈 공간과 상기도 에서만 기생하여 기승을 부리는 질병이 감기다.

감기 바이러스는 겨울철 찬 공기가 몸으로 들어오는 코와 목에서만 기생한다는 것은 감기 바이러스는 사람 신체 온도보다 좀 낮은 온도를 좋아한다는 사실이다.

◆ 바이러스의 특성

조사에 의하면 몸속에 기생하는 암세포는 인간 체온과 같은 온도를 좋아하고 인간체온보다 약간 높은 온도인 39,5도에 사멸한다고 한다.

그러면 겨울철에 기생하는 감기 바이러스는 인간 체온과 같은 온도는 싫어하여 찬바람이 들어오는 코를 통한 비강 기도에 기생한다는 것은 사람의 체온인 37,5보다 약간 낮은 온도를 좋아하는 것을 보면 암세포보다 더 낮은 온도에서도 치명적이라는 결론이다.

그래서 감기 바이러스는 위장이나 내장기관인 몸속에 기생하지 못하고 신체 온도보다 낮은 상기도에 기생하고 위장에서는 살지 못한다.

감기 바이러스는 체온인 37,5도 이상이면 치명적이다.

그래서 노벨 의학상 수상자가 밝힌 '비강고온 치료 방법'에서 증기를 43도에 맞추고 노즐을 통해 코로 숨을 쉬게 하니 대부분(80%)의 감기 증세가 호전이 된다고 하였다.

여기서 호전 80%는 감기가 초기 단계이거나 증기를 좀 더 오래 지속시킨 것으로 판단되며 나머지 20%는 오래된 감기로써 바이러스가 세포 속으로 더욱 깊숙이 파고 들어가서 바이러스 증식을 더 많이 하였을 것이기 때문이다.

감기는 초기에 진압하는 것이 골든타임이다.

◆ 열 치료 방법

감기 치료에 제일 좋은 방법은 증기를 코로 마시거나 뜨거운 물을 마시면 된다.

● 물은 70℃~75℃를 한 번에 400cc 정도를 한 시간 간격으로 1~2번이면 초기 감기는 100% 치료가 된다.

물을 먹는 방법은 요령껏 먹으면 되지만, 핵심은 물이 목으로 조금씩 천천히, 지속적으로 넘어가도록 해야 한다.

뜨거운 물이 목으로 천천히 지속적으로 넘어가면 기도에 있던 바이러스는 높은 온도에서 죽거나 힘을 잃고, 물의 흐름에 씻겨 목에서 위장으로 위치 이동을 하면 감기는 끝난다.

세포 속에서 살아서 남아있는 모든 바이러스가 사멸될 때까지 뜨거운 물을 지속적으로 흐르게 하는 것이 중요하다.

증기를 병행하면 더욱 효과적이다. 불가마나 고온 증기탕에서 사우나도 한 방법이다.

필자는 이른 방법으로 약 30년 전부터 감기와 작별하였다.

진리의 힘 건강통찰

초판 1쇄 인쇄 2019년 04월 24일
초판 1쇄 발행 2019년 05월 01일
지은이 양한수

펴낸이 김양수
편집 이정은
교정교열 박순옥
펴낸곳 도서출판 맑은샘
출판등록 제2012-000035
주소 경기도 고양시 일산서구 중앙로 1456(주엽동) 서현프라자 604호
전화 031) 906-5006
팩스 031) 906-5079
홈페이지 www.booksam.kr
블로그 http://blog.naver.com/okbook1234
이메일 okbook1234@naver.com

ISBN 979-11-5778-373-1 (03510)